逆轉

由不得你不聽

鋼鐵醫師 劉乂鳴 著

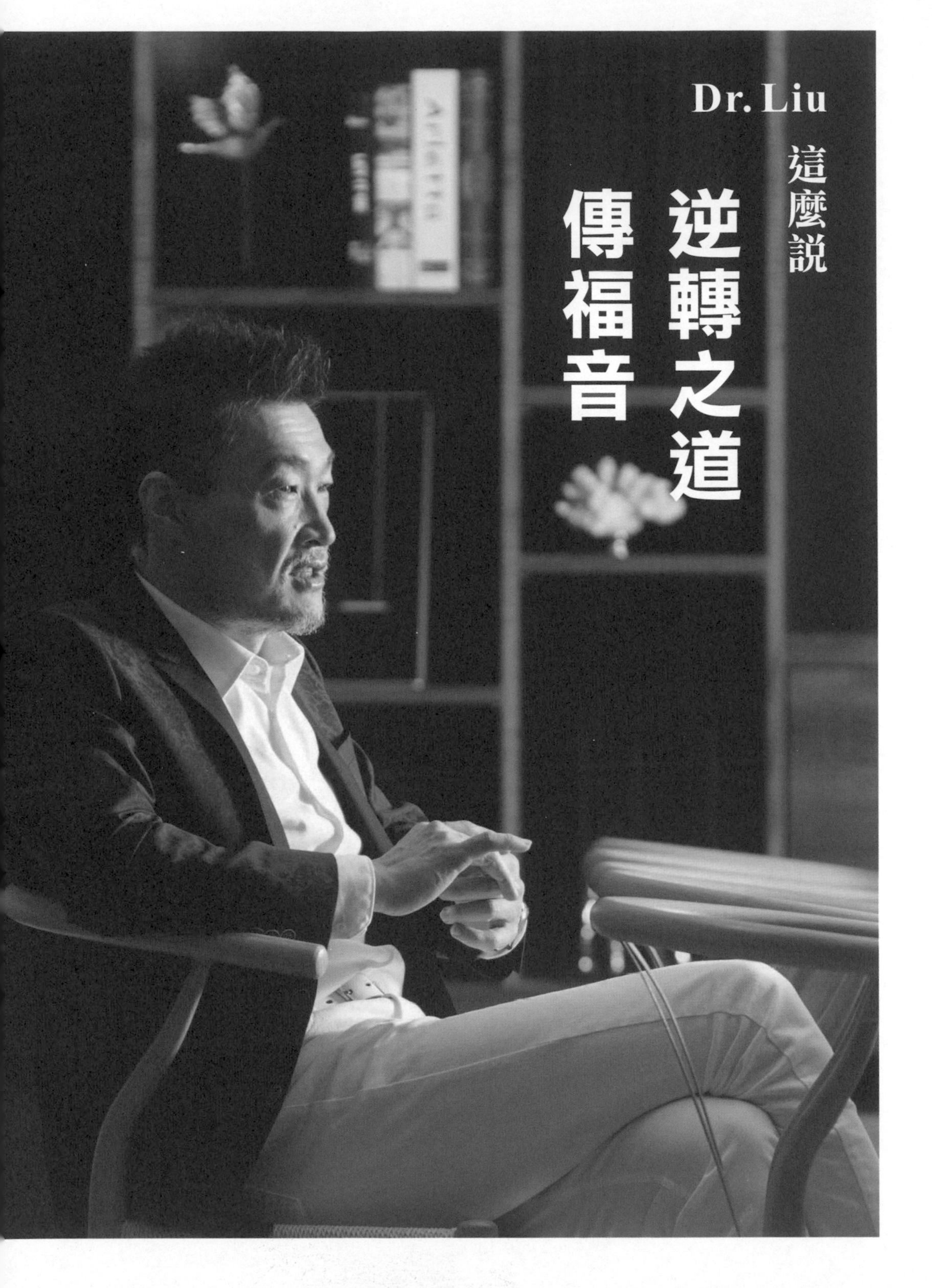
Dr. Liu
這麼說
逆轉之道
傳福音

〈羅馬人書〉第十章十四到十七節　然而，人未曾信他，怎能求他呢？未曾聽見他，怎能信他呢？沒有傳道的，怎能聽見呢？若沒有奉差遣，怎能傳道呢？如經上所記：「報福音，傳喜信的人，他們的腳蹤何等佳美！」只是人沒有都聽從福音，因為以賽亞說：「主啊，我們所傳的有誰信呢？」可見，信道是從聽道來的，聽道是從基督的話來的。

逆轉之道跟傳福音一樣，有人講，才有人聽見，知道要信什麼。講的人必須奉差遣，才能傳信息和福音，在上一本書《逆轉：由不得你不信！》中，已經說過我從小到大如何逆轉的故事，這就是我的腳蹤，不論過程是苦是甜，都是何等佳美。如同以賽亞奉差遣時，也曾經質疑所傳的福音，究竟有誰會信呢？傳福音是吃力不討好的事情，但「信道也是由聽道而來」，所以本書定名為《逆轉：由不得你不聽！》或許下一本是《由不得你不行！》你信了，你聽了，你更該行。

目錄

Chapter 2
無知
比惡意更危險

Chapter 3
為什麼逆轉是真理？
鋼鐵醫師教你如何讀聖經

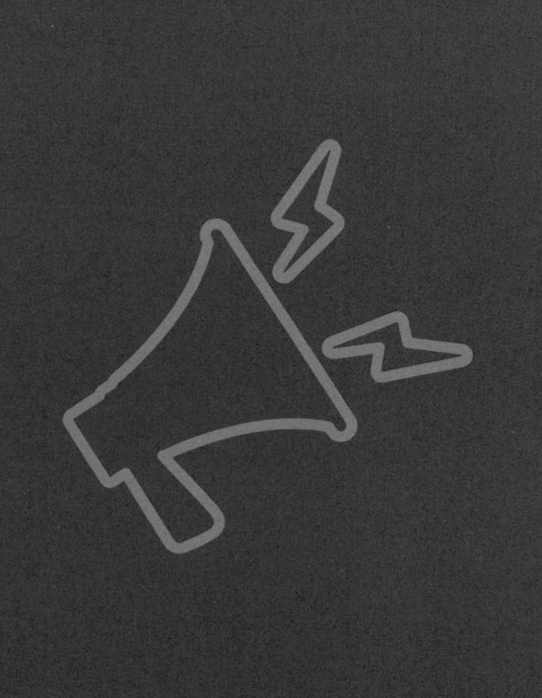

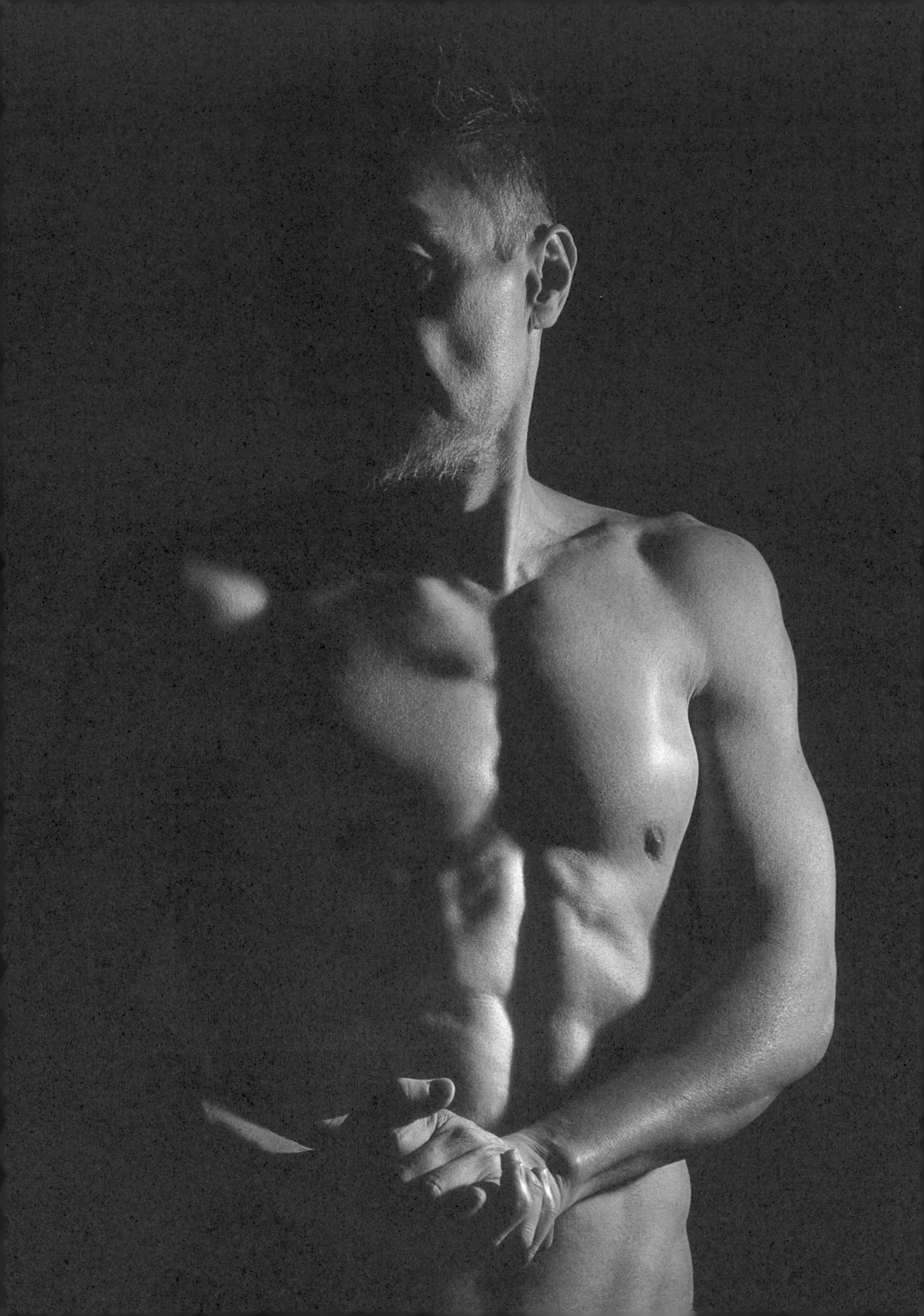

Chapter 1 —— 鋼鐵醫師 神奇逆轉案例分享

鋼鐵醫師
神奇逆轉案例分享

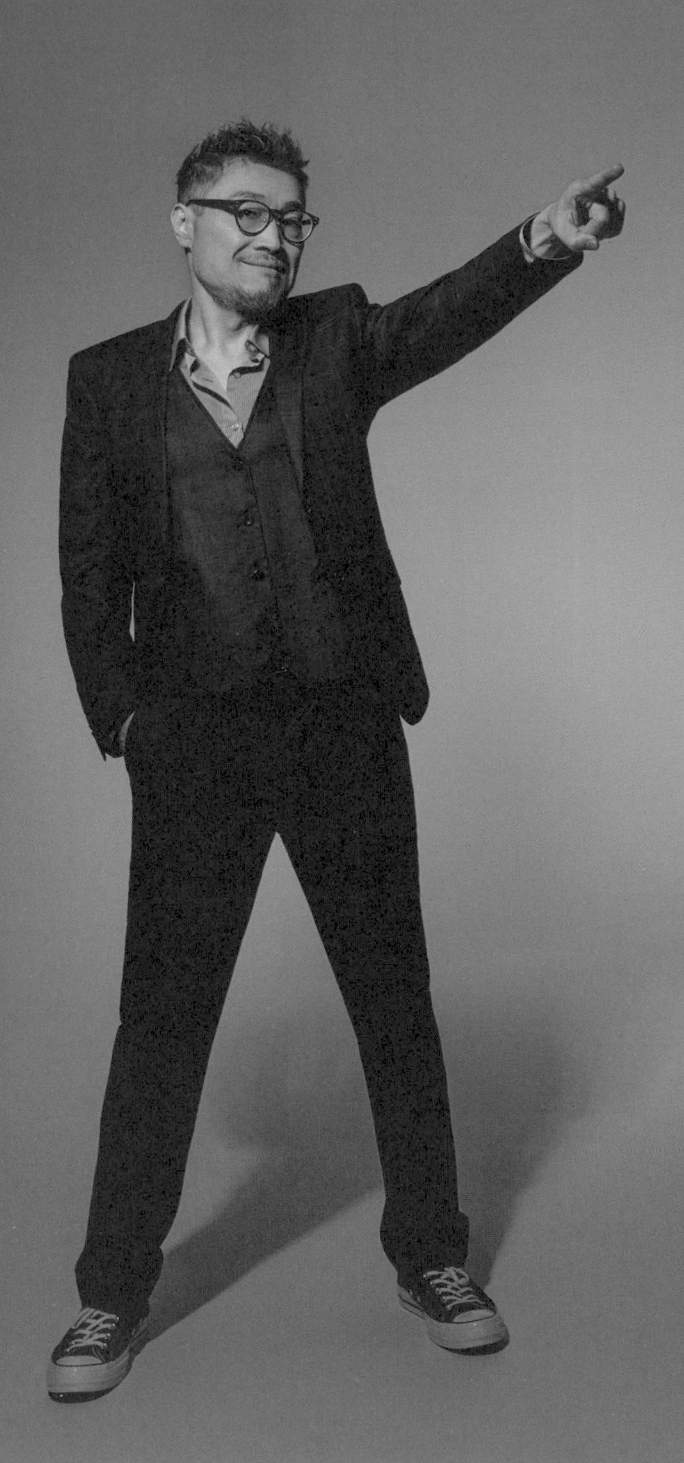

隨著逆轉之道越來越被推崇，我的「鋼鐵粉」，也越來越多。他們看影片和著作、跟隨我的腳步，都獲得逆轉的真理。我明白自己的言論並不討喜，甚至和主流醫療敵對；我以為自己身為少數中的少數，應該沒有辦法改變什麼，無法造成正面的影響。但隨著越來越多的神奇逆轉案例，以及堅信不移的鋼鐵粉和我一起走在逆轉之道上，我深感欣慰。

健康不僅只於身體，更包含頭腦和心靈。所以我往往看輕所謂的「檢驗數據」，雖然我以前身為外科醫生，非常精熟這些檢驗，但也因此知道「檢驗」，存在諸多限制和盲點，往往落於片面的觀點，也沒辦法檢測出頭腦和心靈的不健康。而主流醫療往往倚賴檢驗，只要數據出現異常，對應辦法就是開藥、開刀、置放支架……離健康越來越遠。

所以我問那些來到我診間的人：「你想要進行檢查的目的是什麼？」檢查出來開了藥，你要吃嗎？不吃，那你檢查的意義是？我聽到的回答不外乎是：「我想知道原因。」但，你沒想過，也不知道有很多病因是檢查不出來的吧。就算檢查出原因，主流醫療的做法也只是我說的那些，內科和外科皆如此。當你找上我，想要逆轉時，我當然可以對這些數據進行分析解說，但這重要嗎？很多時候是心理影響生理，頭腦影響身體；心理頭腦的層次大於身體太多了。用醫治身體的辦法醫治心理，你覺得適合嗎？

同樣的，真理也是大於檢測、科學，甚至主流醫學。這些「可證明」的，告訴你異常的數據，但真的可證明什麼？明明就治不好，卻不知道不好在哪裡。就算把數據弄正常了，你也不會好，這些情況屢見不鮮。所以我才敢說，真理凌駕所有之上，不同的領域，最頂端仍是真理。我也明白當我列舉出神奇逆轉案例，一定會有許多不相信的人，但說真的，我總覺得我沒什麼好證明的，我也沒必要提出這些神奇案例，好像為自己辯解什麼。畢竟，面對真理，只有信與不信，兩種選擇。

但我還是選擇在本書中提出神奇逆轉案例，只因為身為逆轉先知，我有義務盡到傳達的責任。如同先知，傳遞上帝的旨意，或提出警訊；他們只負責說，不管聽的人信或不信，不管聽的人如何決定，先知們只要盡到自己「告知」的義務就好。既然上帝賜予一把只有我能打開和關上的逆轉金鑰，祂揀選了我，花那麼多時間心力安排塑造我，我就要為此負責。至於我的生命故事，都交代在《逆轉，由不得你不信！》裡了。

總之，逆轉之道，我盡我的義務講了，聽的人若是回轉，獲得救贖，那是他的福氣；若是沒有回轉，導致滅亡，那也是他的選擇。所以我沒必要求任何人相信，我也不怕任何的抹黑、汙衊和攻擊，因為上帝會保護祂的先知。真理，我就是要説，我就是捍衛！我不討好任何人，我不說任何好聽的話，我不管聽的人爽不爽！反正，已經有這麼多的神奇逆轉案例，也如同真理一樣，由不得你不聽！

爭先恐後、前仆後繼、排山倒海、遍地開花的逆轉，讓質疑解惑，讓酸民閉嘴！

隨便都有逆轉。逆轉真理萬歲！
隨處都有逆轉。逆轉真理無敵！

慢性病不再是慢性自殺

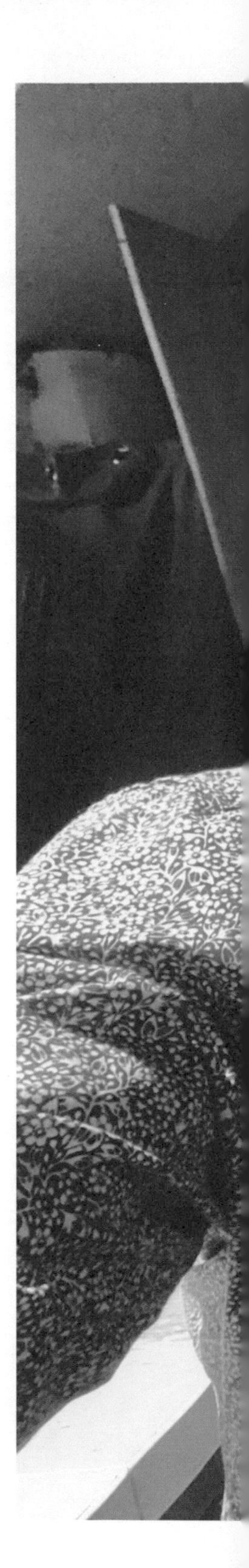

L先生神奇逆轉案例分享

L是個憨直的年輕人，多年糖尿病，吃藥沒控制好，自己承認愛吃甜食。每次看醫生都電醫生說：「啊怎麼吃藥都好不了？」直到在YouTube上聽到我説糖尿病可以逆轉，就開始做，連續三天禁食，發現血糖完全正常；體重在一個半月內從一百二十減至九十七點八公斤，你看他的腿爛成這樣，都快鋸掉了。但是，他原來該鋸掉的腳卻因為逆轉，漸漸癒合，腿就保住了。他是個可愛的人，心中沒有詭詐，很認真的執行逆轉之道。

L來參加我的新書讀書會後給我的留言：「感謝劉醫生的真理，沒路也輾過。因為鋼鐵醫師演講時説過：『真理，有路走路，沒路輾過去！』」

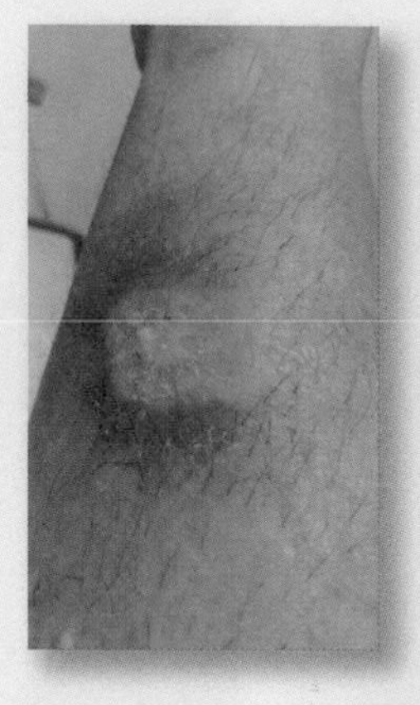

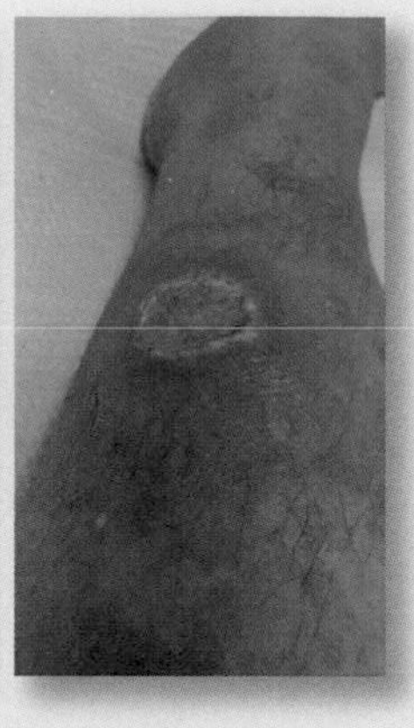

▶ 差點要截肢
◀ 保住了腿

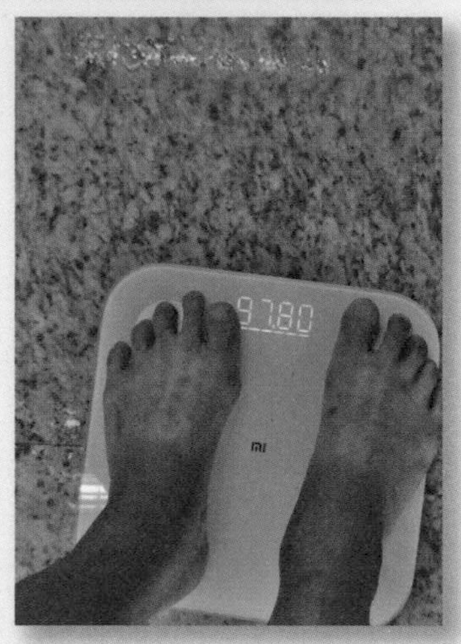

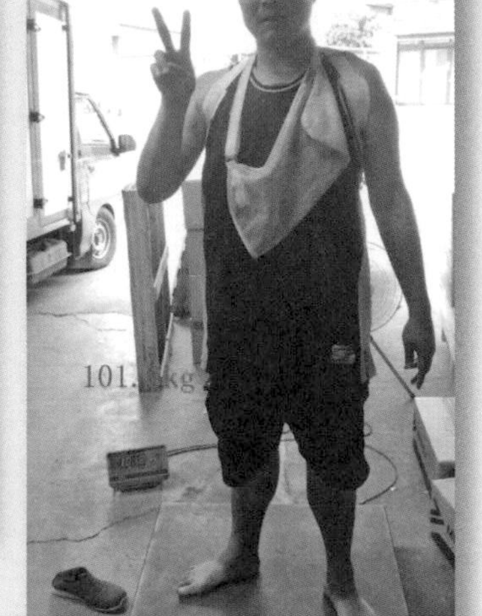

▶▶ 逆轉中

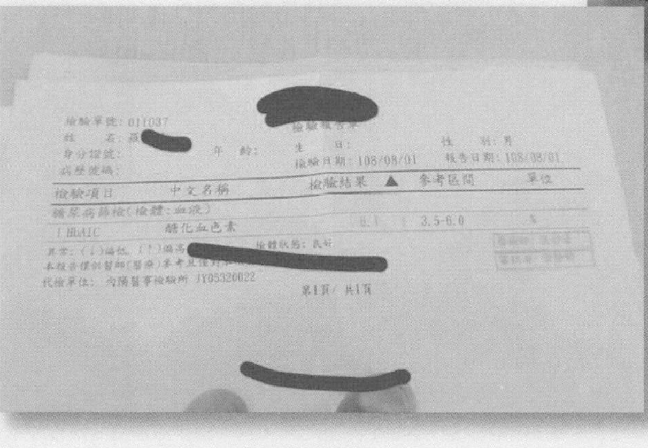

檢驗單號：011037 檢驗報告單
姓　名：
身分證號：　年　齡：　生　日：　性　別：男
病歷號碼：　檢驗日期：108/08/01　報告日期：108/08/01

檢驗項目	中文名稱	檢驗結果	▲	參考區間	單位
糖尿病篩檢(檢體：血液)					
I HbA1C	醣化血色素	6.1	↑	3.5-6.0	%

異常：(↓)偏低、(↑)偏高　檢體狀態：良好
本報告僅供醫師(醫療)參考
代檢單位：向陽醫事檢驗所 JY05320022
第1頁/共1頁

◀ 酸民愛看的打臉檢驗單

H先生臉書分享

我的媽媽糖尿病逆轉好了，不用藥，可以自由地吃喝，太感謝了。這麼大的祝福，運動、禁食、營養，威力無窮。逆轉大師是把肥胖逆轉到強壯，把病痛逆轉到健康，冷漠逆轉為火熱，黯淡逆轉到光明，感謝逆轉大師——鋼鐵醫師。

美國H師母臉書分享

你可能從來不認識他，實際上上帝很早就給他在不同的地方，接受裝備並且磨練他，完整的西醫訓練讓他對人類的健康有相當的瞭解，在醫界從外科醫生到醫美，醫界的形形色色與光怪陸離，他冷眼旁觀到最後嗤之以鼻。上帝將逆轉人類慢性病的鑰匙給了他，成功逆轉三高、糖尿病，幫助無能為力的人減重，通過他自己體驗親身經歷，對人類大聲疾呼：笨蛋！問題都出在三餐！不要吃滿三餐！吃滿三餐代謝就會出問題，除了引發肥胖，還會有各種各樣的慢性病接踵而來，於是他獨創一週七餐的間歇性禁食，啟動飢餓模式燃燒體脂肪，成功減重而且絕不復胖。

除此之外他單槍匹馬對抗，所謂「有錢能使鬼推磨」的藥廠與醫界，揭露他們彼此勾結賺取暴利，同時荼毒人類健康，沒有人吃藥越吃越健康，沒有人注射胰島素最後免於洗腎……親眼目睹這一切，你還相信所謂的主流醫療服務嗎？醫生開不完的藥，病人拿不完的藥，其實背後的原因就是藥廠的暴利。

請你認識他！聽他告訴你什麼叫逆轉，並且分享逆轉中的案例，同時顛覆你對營養的概念，重建我們的健康。敢出來喊給你聽，就不怕你來踢館，只怕你無知！

鋼鐵醫師

H師母以前體重兩百五十六磅，一堆病痛差點掛掉。感謝上帝，她也走上逆轉之道，現在不只減重，還獲得健康。

H先生臉書分享

觀看劉醫師的YouTube，按照劉醫師的建議，我已經從八十五降六公斤，現在七十九公斤。血糖控制的藥物自己停藥，每天早上醒來空腹血糖一百一十，晚餐後，睡覺前一百二十左右。不吃米飯麵。現在，感覺到很輕鬆自在！

台商三高案例分享

這個案例也是被三高困擾多年的男性，本身是台商，三個月回台一次，順便去台中榮總複診。在大陸的三個月，每天跑步半小時運動，維持心跳一百三十下，間歇式禁食減餐、吃牛肉跟喝咖啡奏效！短短三個月便減重十二公斤，從八十七公斤減到七十五公斤、糖化血色素七點〇降到六點〇、三酸甘油脂從三百二十降到八十七。而這三個月的驗血檢查報告，三高已經是正常人標準指數。醫師說降血糖跟降血壓的藥已經可以停了。期待他下次回台檢查時，逆轉的數據能夠再標準漂亮。

五十七歲三高患者案例分享

五十七歲的男性，在三月份聽我的演講，以及閱讀我的著作後，四月開始每天跑步四十分鐘，一天六至八小時進食，其他時間禁食，持續三個月後瘦了四公斤，體脂肪降了百分之三，本來的三高問題，經抽血檢查，紅字降至正常值，並且身體感到很舒服，他會持續下去。並說：「感謝主！這是真理，真理讓我們得自由。」

紐約J先生視訊諮詢後的分享

鋼鐵醫生劉乂鳴法力無邊，在我身上顯現奇蹟特效。九十天減肥三十磅，三高 diabetes（糖尿病）症狀消失，從跑步機一分鐘都走不下來，到現在一口氣能跑半小時。今天清晨，這麼快就收到台灣誠品書店，寄來的劉醫生的減肥逆轉大作，真是情人節禮物！來個牛排大餐祝賀這個日子。

鋼鐵醫師

這個案例讓我非常感動，他在紐約其實是倒數他的生命，心臟已經衰竭。J先生看到我的影片時已經照做了一陣子，和我約視訊諮詢時，他更徹底的做，於是逆轉。這就是他說我「法力無邊」的原因，本來生命已經倒數，沒想到逆轉，出現奇蹟。

神奇逆轉案例分享

這位大哥從不來台北，卻特別從雲林北上，到鋼鐵醫師診所諮詢，單靠鋼鐵醫師在YouTube上的影片，禁食、濫跑、吃牛肉，一一照做。一個半月減十幾公斤也就算了，糖化血色素從大於百分之九降到百分之六點二，開藥給他的醫師自己也是糖尿病患者，問他怎麼辦到，他說：「都吃你開的藥啊！」醫師不相信的說：「不可能！」事實上醫生開的藥，他一顆也沒吃。最不可思議的是他平均每個月會排出一粒腎結石，還收集帶來給鋼鐵醫師拍照留念；竟然在實行鋼鐵醫師逆轉大法後不再結石，完全逆轉！

無疑是要洗「認為禁食會造成（膽）結石的無知酸民臉民鄉民」的臉，宋啦！大哥要我快點給他營養處方，等糖化血色素降到百分之六以下逆轉成功，他要回去修理開藥的醫生。我要他買書回去讀，他說：「我不識字。」快樂合照後，他開心回雲林。再次讓鋼鐵醫師見識到，沒受過教育的智者，

Iron Doc is humbled!

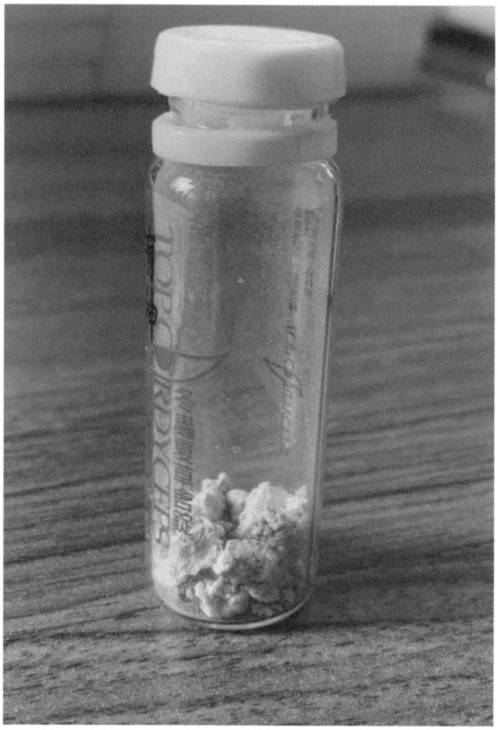

▲ 酸民愛看的打臉結石照

美國梁大偉先生影片分享

從梁先生接受逆轉連線採訪中，我們可以看見這位多才多藝的老先生，如何逆轉糖尿病。誰說七十歲的人生只能行將就木，被慢性病折磨？會攝影、跳國標舞成為全美冠軍……他的精采人生和逆轉經歷，值得我們敬佩。回想一開始，梁太太讓他看我的影片時，他還說：「怎麼可以看影片就隨便相信郎中呢！」對啊，不信我的人，當然會說我是郎中。只有親身經歷，才能知道逆轉大法的好！

www.youTube.com/watch?v=evQxYvXnDQc

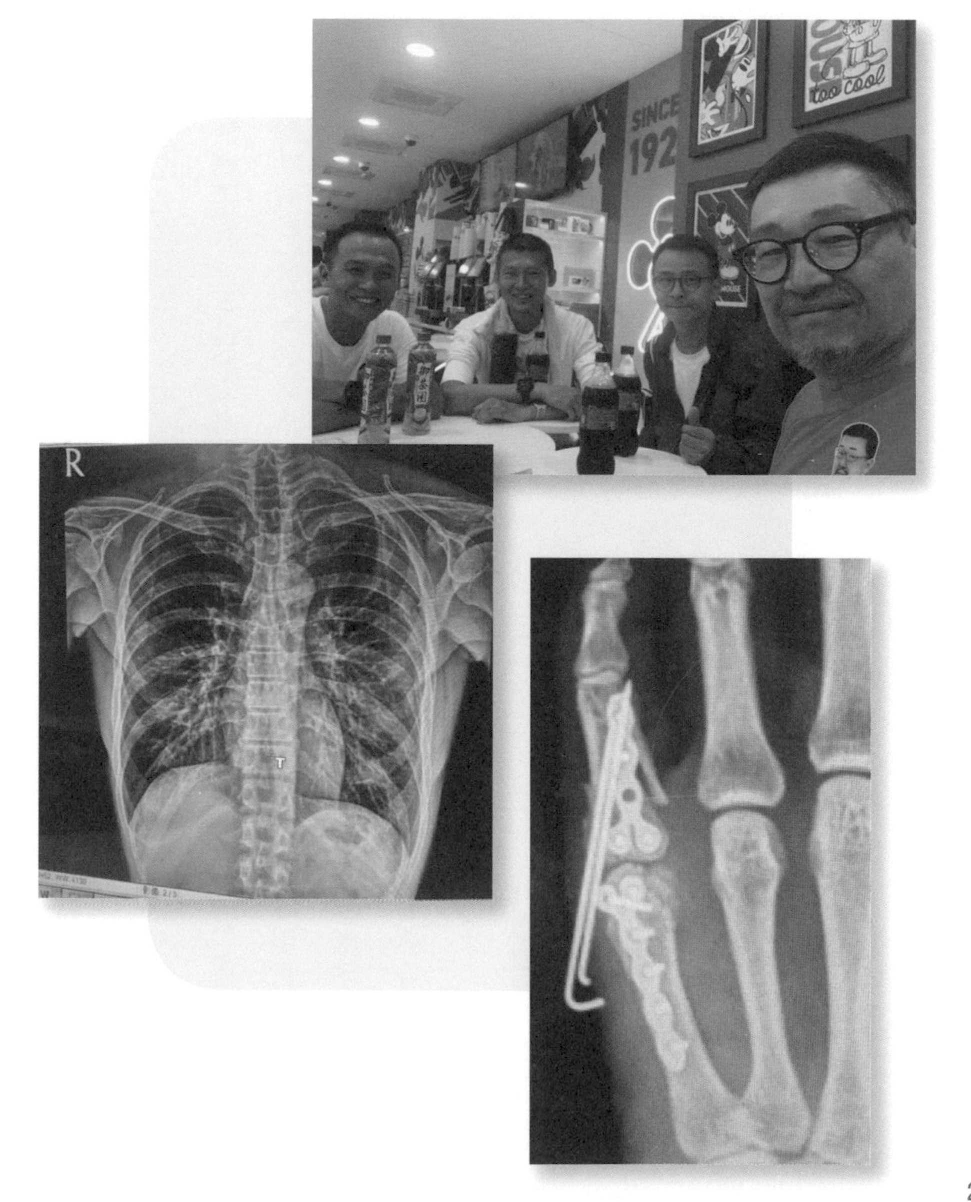
SINCE
too cool
R

神奇逆轉案例分享

照片左二是聖光，雖從未謀面，卻是鋼鐵粉中之粉；初次見面就加入濫跑團，邊跑邊告訴我們他的故事。話說去年十一月中出車禍，手粉碎性骨折、數根肋骨斷裂，呼吸時痛徹心扉；吃、打多強的止痛藥都沒用……突然想到鋼鐵醫師，靈光乍現，開始禁食，竟然不痛了。十天後偷跑出院，參加五十五公里的北宜超馬，邊跑邊看風景、喝咖啡，還上大號，九個多小時完賽，更屌的是 pain free!

告訴士綱，他說：「這個太扯！以禁食代替止痛藥。」

就這樣，聖光變成鋼鐵粉中之粉，鋼鐵醫師也再次謙卑學到，不只慢性疾病可以逆轉，連肋骨斷裂的急性劇痛都可以靠禁食緩解逆轉！

狼供共登咖骨顛倒勇，聖光是打斷肋骨顛倒熬跑，各位鄉親，讓我們為逆轉喝采吧，阿斯！

由不得你不聽：癌症指數下降至正常

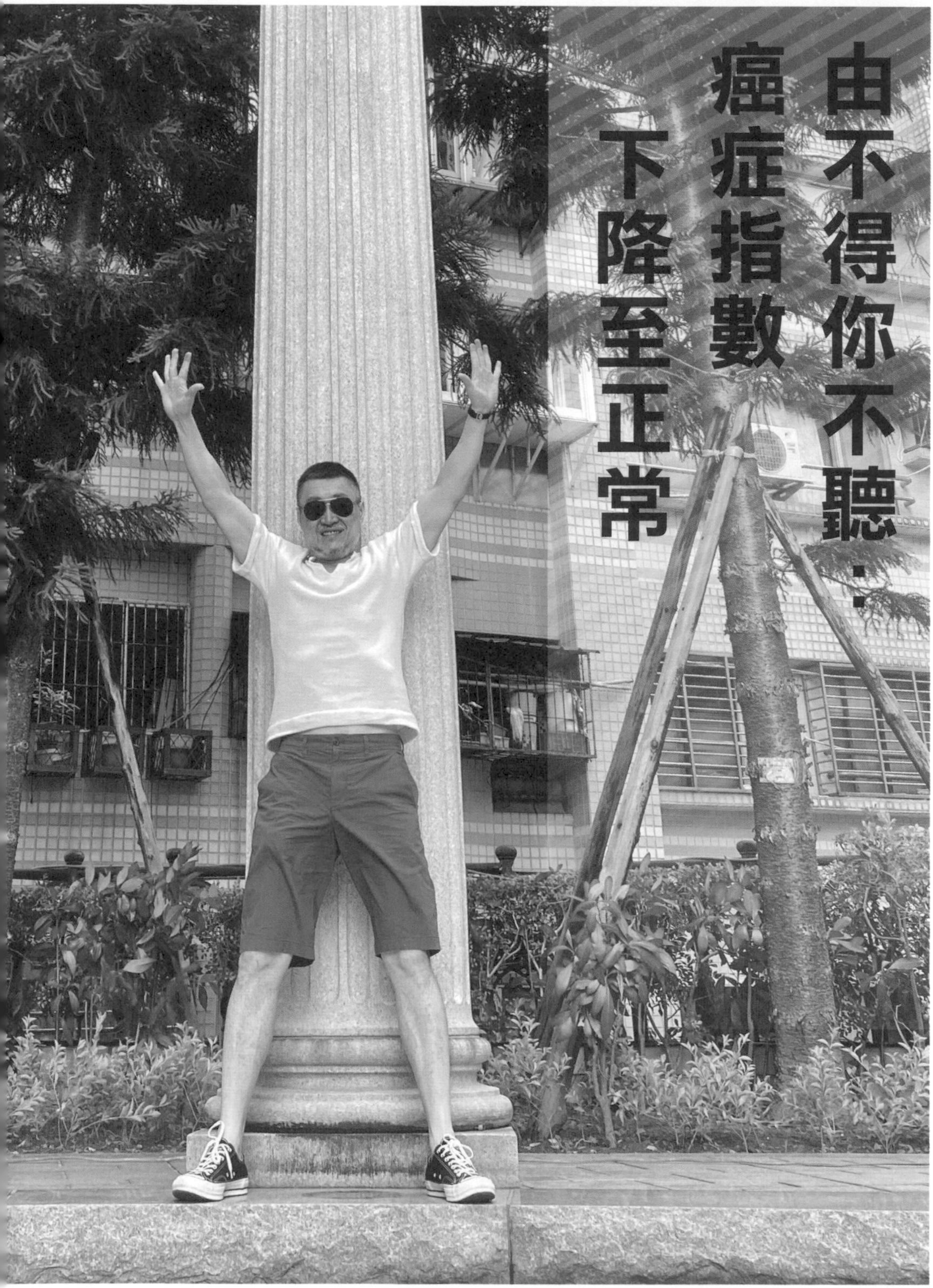

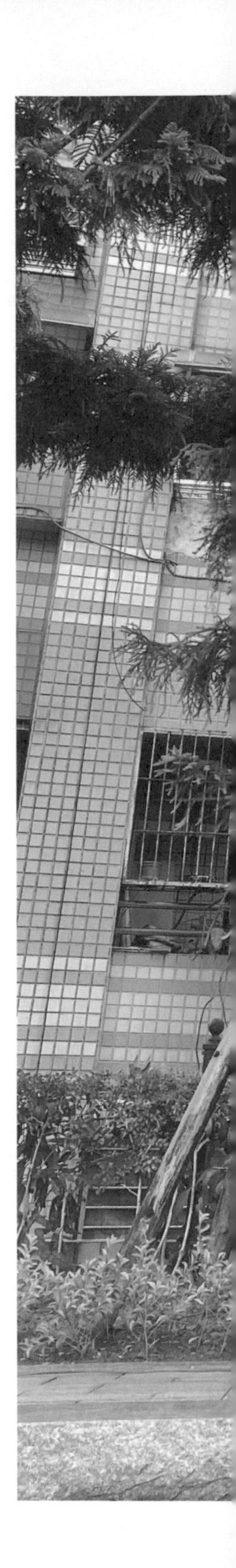

六十二歲女性，轉移肺部癌症病患案例

這位女性停止化療幾個月，在家休養，生活型態都盡量遵循我的方法，維持十八小時以上的禁食、濫跑、吃牛肉，再加營養處方，身體改善很多，癌指數已降到安全區了，她很感謝營養處方，逆轉她的人生。現在體重五十公斤，體脂肪二十二，腰圍七十公分，主治醫師也說進步很多，暫時觀察追蹤即可，所有數據都不錯。

這張照片可說是價值連城！患者在服用營養處方連續五個月後，癌症指數 CEA125 神奇的直線下降，令人嘖嘖稱奇，感謝上帝！以這個案例來說，原本癌症指數 CEA125 那麼高，現在已經下降，這在臨床上也是極為難得的神奇逆轉案例！所以必須特別開闢一節分享。

108 年 1 月～ 5 月記錄表

時　　間	服用營養處方	癌症指數 CEA125
108 年 1 月	第一個月	103
108 年 2 月	第二個月	96.5
108 年 3 月	第三個月	38.8
108 年 4 月	第四個月	32.1
108 年 5 月	第五個月	19.2
・癌症指數 CEA125 正常數據應為 0 ～ 30.2		

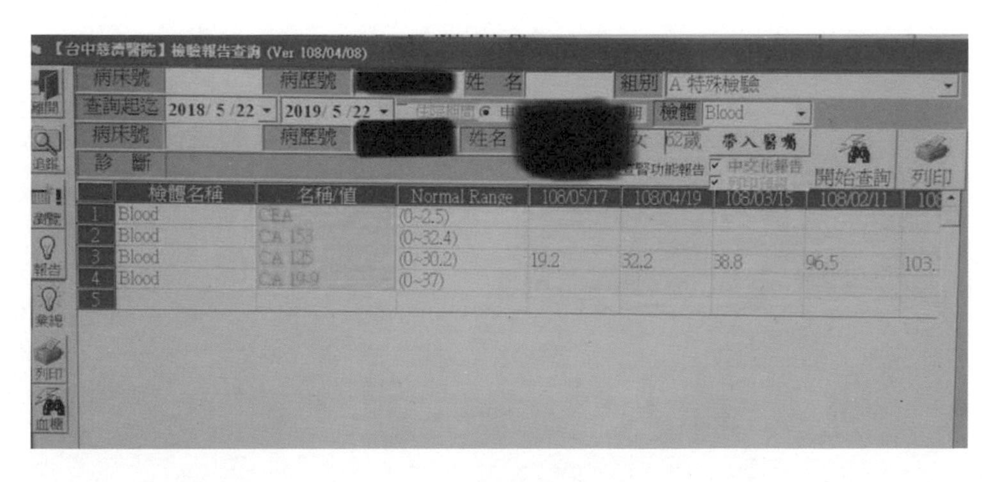

【台中慈濟醫院】檢驗報告查詢 (Ver 108/04/08)

病床號　病歷號　姓　名　組別 A 特殊檢驗

查詢起迄 2018/ 5 /22　2019/ 5 /22　檢體 Blood

病床號　病歷號　姓名　62歲　帶入醫囑

診　斷　中文化報告　開始查詢　列印

	檢體名稱	名稱/值	Normal Range	108/05/17	108/04/19	108/03/15	108/02/11	10
1	Blood	CEA	(0~2.5)					
2	Blood	CA 153	(0~32.4)					
3	Blood	CA 125	(0~30.2)	19.2	32.2	38.8	96.5	103.
4	Blood	CA 19-9	(0~37)					
5								

▲ 服用鋼鐵醫師營養處方連續五個月，回診檢驗圖。

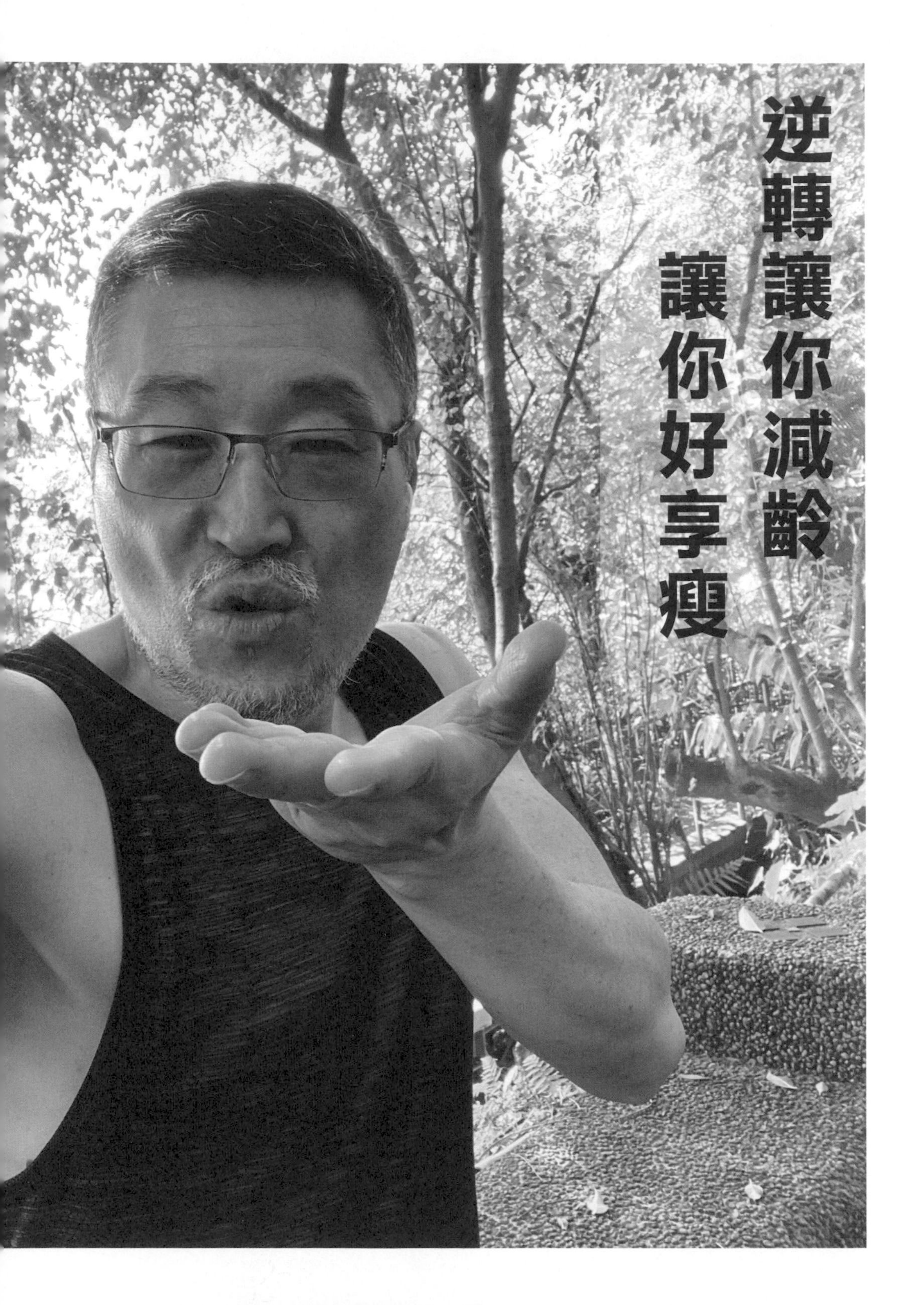
逆轉讓你減齡
讓你好享瘦

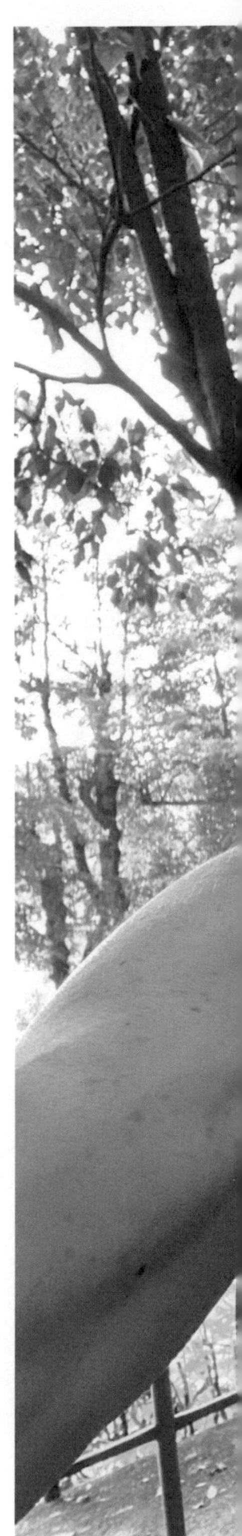

醫師娘現身說法

老婆大人為了大女兒赴美求學的事憂心忡忡，決定接受鋼鐵醫師逆轉大法，第一次禁食就連續七天，只喝黑咖啡，並服用營養處方；從五十二點六一口氣減至四十七公斤，一個禮拜減了體重的百分之十點六四，打破鋼鐵醫師自己以及所有病人、案例的記錄，特此發表，恭喜老婆，愛妳！

一定很多人驚訝，我的逆轉之道已經走了八年，結果老婆居然現在才跟上？因為越親密越疏離，雖然我逆轉了，但實在無法強迫家人啊。而且還是因為美國的H師母跟我老婆講，她才禁食禱告，正式走上逆轉之道。感謝上帝，我影響了家人。

〈箴言〉第三十一章二十八至三十一節　他的兒女起來稱他有福；他的丈

夫也稱讚他，說：才德的女子很多，惟獨你超過一切。艷麗是虛假的，美容是虛浮的；惟敬畏耶和華的婦女必得稱讚。願他享受操作所得的；願他的工作在城門口榮耀他。

我是她的丈夫，我稱讚她！

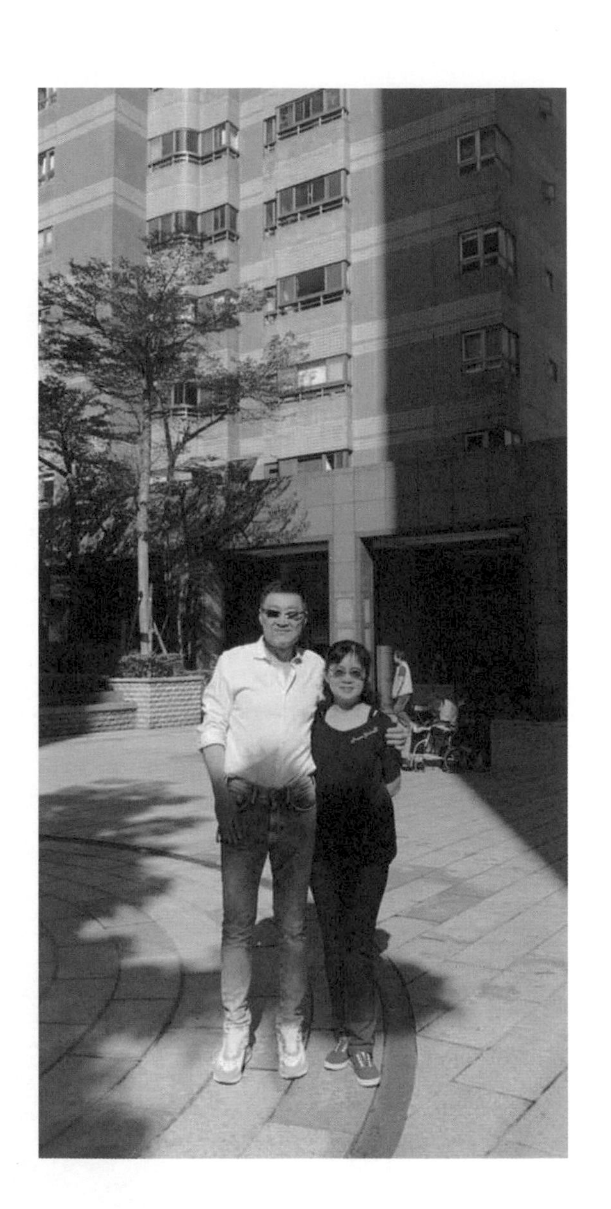

N小姐臉書分享

五個月前的某天，被陌生人稱呼我「阿嬤」……驚嚇過度的我，手足無措又吃了四個月。正想放棄下半輩子時，隊友拎著兩本書回家說想研究，我接過手後就沒還他了，直到我研讀書本了解到書中的真理後發現，我已經減少十公斤了，回到產前體重，但是……現在的我才要開始啊。老天爺總是在我需要的時候眷顧我！人生真的不能隨便放棄自己，感謝鋼鐵醫師。

Y先生臉書分享

只要出門遇到熟人，對方一定是雙眼放大，看半天說：「你是不是瘦了？」到底你是懷疑自己的眼睛，還是懷疑我的身材？沒錯！我是瘦了，而且是健康的瘦。在去年意外在YouTube看到「鋼鐵醫師劉乂鳴博士」的專訪，隔天馬上到書店買他的著作《笨蛋，問題都出在三餐！》馬上調整飲食跟配合運動，實踐間歇式禁食、濫跑333和重訓。進而年底北上參加醫師親自授課的「營養顧問培訓認證班」，獲益匪淺。我的血壓正常，胃食道逆流改善，持續執行逆轉之道。自己的身體自己顧，打完收工，出門跑步。

L先生臉書分享

單靠看鋼鐵醫師的視頻與閱讀《笨蛋，問題都出在三餐！》及《笨蛋，問題都出在營養！》，藉禁食濫跑減重成功，竟然帥到被公司認證！最大的功勞要歸於劉醫師，自從看了劉醫師的視頻、到美塑咖啡館買了三本書，還賺得一杯好咖啡。不到一年瘦了近十公斤，衣服幾乎全部重買與修改成合身模式，廣受周遭親朋好友同仁的稱讚，如今還獲得公司尾牙「今天我最帥」的殊榮，獲得獎金買書的錢早就倒賺好幾倍，還賺得精神奕奕、清楚思緒、堅強意志、健康身體、聖經真理……好處數不盡，感謝劉醫師、感謝上帝、感謝耶穌，懇求劉醫師持續推廣健康真理造福人群，耶穌愛你。

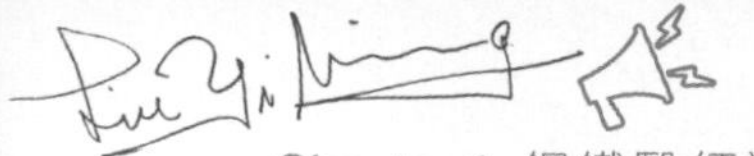

K老師臉書分享

我一開始是為了減肥而找 YouTube。看了方念華主持的看板人物《鋼鐵醫師，一週七餐減肥成功》吸引著我。於是就去買了《笨蛋，問題都出在三餐！》，也 follow 鋼鐵醫師臉書。之後當然跟著買《笨蛋，問題都出在營養！》，照著做看看，感謝您讓我減脂減重成功。體脂肪從百分之二十七降到百分之十四，體重從九十降到七十公斤。您的方式很簡單：禁食，濫跑，重訓。重點是您身體力行，做給大家看，讓我有信心跟著照做。餓個幾餐跑十公里，跑完繼續餓，該吃的餐就好好吃。結果真的成功。因為看到您最近貼了很多逆轉案例，所以想貢獻我的。謝謝鋼鐵醫師，謝謝您。也期待您的減脂寫真新書。

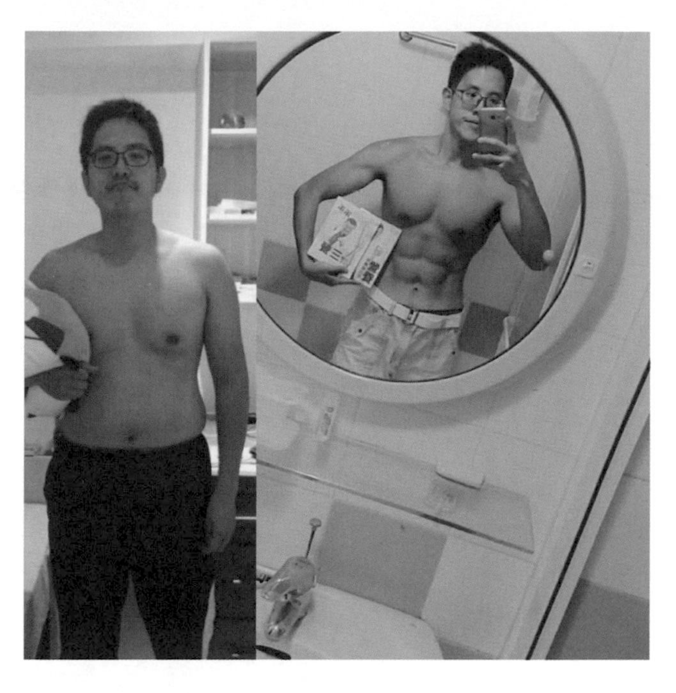

▲ K 老師和鋼鐵醫師著作合影

鋼鐵醫師

恭喜K老師逆轉成功，變帥之後求婚成功，抱得美人歸。現在參加我的濫跑團，跟我一起濫跑、禁食，吃牛肉！還鼓勵學生一起禁食，想著如何改革學校的午餐，不要讓學生再吃下那麼多的澱粉。遇到有情緒問題的學生，他先讓學生跑十分鐘，回來後情緒居然變好許多。K老師跟我一起走上逆轉之道，也要帶領學生認識真理，走上逆轉之道。

C先生臉書分享

我也是看劉醫師的YouTube和著作，遵從劉醫師的方法，禁食、跑步及重訓，體重兩個月從一百零五公斤減到八十五公斤，老婆在臉書上笑說她好像換了一個老公，感謝劉醫師不吝嗇分享他的正確方法，讓我避免有慢性疾病的危機。

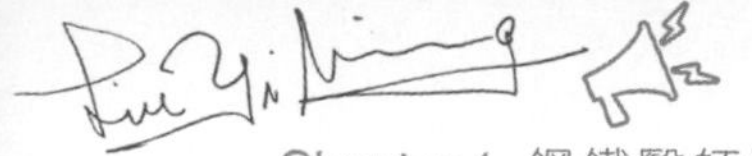

W先生臉書分享

劉醫師平安！某一日一位朋友傳了您的影片給我，後來看見您身上奇妙的效果，我如同著了魔看完您的影片，也訂了您三本書細細閱讀。我從來沒有三個小時讀完一本書過，這是首例。因我從小就胖，也從小就立志要「減肥」，加上家母家族有著「糖尿病」遺傳魔咒，我更不得不小心謹慎。看完影片和書後，我開始身體力行，不再依照三餐吃、不吃精緻澱粉、要喝咖啡加上吃牛肉、實施間歇式禁食，一週三次的跑步，我真的看見了奇妙的效果。我最近才買了一台身體指數機，來驗證飢餓是否會消耗肌肉，且讓代謝變差（這是以前的教練教導的）。但證實並沒有！且您這方式讓我瘦到不可能達標的數字。以下是最近的記錄：

身高 158.5 公分／年齡 31 歲／原體重 52 公斤	
7 月 13 日	體重 49、身體年齡 24、內臟脂肪 2.5、肌肉量 35.2、BMI19.5、基礎代謝 1100、骨質 2.1、體脂肪 23.9、水分 53%
7 月 16 日	體重 48.8、身體年齡 21、內臟脂肪 2、肌肉量 36.5、BMI19.4、基礎代謝 1130、骨質 2.2、體脂肪 20.6、水分 53%

我感謝您無私地分享這個方法給全世界，背著讓世界更健康的使命。我是流浪的基督徒，但自從開始研讀你每一天的靈修筆記起，真的可以撼動人心，讓我開始回到上帝話語面前！在您的影片裡分享過「健康 well-being of」是「身、心、靈」，我也想成為這樣的人。學著劉醫師每一天分享數據，以及上帝的話語，每一週都有人詢問我如何做到的？當然就把您拱出來了，哈哈哈。對您的感激就是繼續分享給需要的人。〈希伯來書〉第十一章第一節：「信就是所望之事的實底，是未見之事的確據。」哈雷路亞，感謝主。

R小姐臉書分享

八月初陪著老公去澎湖大吃大喝，身體指數還能維持得住，只能說鋼鐵醫師的真理理念太太太強大了！把持一個原則：少「精緻」澱粉，多油肉，真的可以暢快吃喝無阻；但是不該吃的時候就該乖乖守住，就像神對居住在伊甸園的亞當夏娃說那顆分別善惡的果子（精緻澱粉和糖）不可食，否則你們就要掉進罪裡（代謝症候群：高血壓、糖尿病、肥胖）。神給我們自由的選擇權利，但神也希望我們是個有「自律、紀律」的子民。真理印證出來後，我就再也不相信多吃「蔬果」才能減肥的謊言了。我雖然不是一直都吃牛肉（偶爾吃），但我不再害怕放膽吃三層肉、帶皮的雞肉，連最近的自榨檸檬汁、葡萄都連皮籽一起食。

R小姐臉書再分享

最近工作忙，只能幫劉醫師默默關注跟按讚了！但我一直是忠實粉絲兼執行者，也一直有「太多機會」跟身邊的任何人訴說與見證劉醫師的妙招！這是上週一個活動某直銷公司直銷商幫我測量的指數，後來大概被我反推銷了。數據準到她掉眼鏡！真理真的是無法取代的。**耶穌對他說：「你因『看見』了我才信；那沒有看見就信的有福了。」（〈約翰福音〉二十章二十九節）**

走進母親的洗腎中心遇見護理師和藥師，都在問我到底怎麼瘦的？叫我教她們，但我只是一個小小的烘焙師。我長期照顧洗腎的媽媽，我感受到變好跟變壞都只是一個決心跟相信，加上執行。真的覺得自己很幸運挖掘到

「劉醫師」這位寶（不是家有一老如有一寶），才能破解我從小連呼吸都會胖的魔咒，更有自信分享這個超級福音。二月生日我要送給自己一個生日禮物，就是期待已久的「烤肉趴」，希望能更進一步的擴張自己的腦袋跟眼界。

俄羅斯博士生J小姐臉書分享

今天二十四小時禁食，十二小時工作，下班後到健身房濫跑五公里加重訓。謝謝劉醫師，您就是上帝派來的天使，給這麼多在罪惡捆綁中掙扎的人帶來希望。我從二月份看您的視頻，到現在每天認真禁食、跑步和重訓，體重減了九公斤，生酮飲食讓我沒有疲憊感，頭腦更清楚，給我的博士學習帶來無盡好處。願神加添給您夠用的力量，可以逆轉更多的人。我是J，來自俄羅斯。

N先生臉書分享

劉醫師你好，最早看見你的時候，你是「五年級合唱團」的貝斯手。二十幾年後，經教會弟兄介紹，再次見到你在YouTube上，是一位有八塊腹肌的醫生。當時的我正在尋求如何減體脂肪，希望藉由適合的飲食加上運動來達成。但遇到瓶頸的我，正在尋求找正確的方法，也藉著跟上帝的禱告，希望能夠有一位合適的老師來指導。過去我也曾試過其他的方法，但是都會復胖。看見了你親身體驗的見證，和實際達成的成果，對於我確實有很大的鼓勵。於是憑著信心，在二〇一八年的十二月一號開始按照禁食和333運動的方式來做。在前四個禮拜，身體的變化讓我感覺到非常奇妙，聖靈讓我想到耶穌基督在曠野四十晝夜禁食，人活著不是單靠食物，乃是靠神口裡所說的話。再加上您的堅持就是禁食加上333運動。於是我就認為這樣的方法實在是太好了，因為不吃就可以達到。其實聖經早就有範例，神成為人就是要藉由耶穌基督把福音傳給人，使人得救。而今天你把醫學上的知識結合聖經的真理，應用在實際生活上。對於人類的幫助，特別是在減體脂肪和各種慢性疾病的逆轉，這方面我相信神給你很大的看見。我開始不懷疑，單憑信心一直做下去，直到今天滿九個月了，我發現真理確實經得起考驗。我要將榮耀歸給神，將功勞歸給劉醫師。

劉乂兮醫師臉書分享

保羅對復活有力的宣言，在〈哥林多前書〉十五章第三十二到三十四節：「我若當日像尋常人在以弗所同野獸戰鬥，那於我有什麼益處呢？若死人不復活，我們就吃吃喝喝吧！因為明天要死了。你們不要自欺；濫交是敗壞善行。你們要醒悟為善，不要犯罪，因為有人不認識神。我說這話是要叫你們羞愧。」

既然確信能復活有新的生命，我們就更要愛惜現在的身體，不要濫吃濫喝，對自己的身體要更加顧惜，藉著禁食、運動把身體的健康搞好！有好的身體，做主工，唯有良好的品德，持守良善的道德判斷，能持續到永恆。看到隊友每個都如此努力、進步，我也不能鬆懈。中午吃完劉乂鳴醫師的烤肉趴，晚上禁食，去運動場跑步一小時，跑完五點六公里。連同昨天，總共跑完十一公里。在家舉啞鈴，雙頭肌和上背各六十下。一路跑到底，牛肉的血紅素豐沛，毫無懸念！在自己的浴池泡完熱水澡，體重邁向歷史新低。

國外相關逆轉案例

"It's weird when you make a lifestyle change. I lost a lot of friends. I found that some of my friendships were unhealthy. Sometimes, being positive will drive negative people away," he said.

禁食幫助 Adam Harris 成功減重兩百一十五磅，但他與鋼鐵醫師有一模一樣的體驗：他失去很多朋友，很多負面思想的損友！

www.foxnews.com/health/iowa-man-weight-loss-spinal-surgery?fbclid=IwAR09p2e46IHBKNAnTZ63WGwAjYkT41w2ZDTiepd3XSSouVLRWU3IZN43-rk

鋼鐵醫師與粉絲相見歡

∞在健身房

健身房運動到一半，有粉絲過來和我說：「劉醫師，您三本書我都有買，到處宣傳您的理念！」

鋼鐵醫師：「感謝您的支持！」

粉絲：「您所寫的和所做的很match，佩服！」

鋼鐵醫師：「感謝！」（用手機拍粉絲大腿示意）

突然不感覺累了！鋼鐵醫師身體力行，從來不嘴，上健身房只濫跑練肌肉，不練嘴部重訓。

∞走在路上

有一位警員走到我面前說：「您是劉醫師？」突如其來，我還以為我交通違規咧。接著他又說：「我一天一餐，瘦了三十公斤，感謝您！」然後就離開。

∞搭公車

運匠大哥看見我上車，馬上大聲說：「劉醫師好！」下車前還對我說：「逆轉好！」「逆轉真好！」「吃藥一點用也沒！」我只回了三次：「是啊！」然後聊了幾句，合照完我就下車了。

後來我又遇到這位運匠大哥，但這次我沒要搭公車，所以他特別停下來跟我打招呼。

漸漸的我發現整條線的運匠大哥全認識我，都是拜他所賜。之後我同樣搭這條線，遇到另一位運匠，當時我的悠遊卡刷了一段，下車時發現扣卡失敗，正當我打算投幣時，那位運匠大哥非常可愛地說：「不用投！我知道你是鋼鐵醫師，我們整條線都認識你。」在等下車的這八十秒，我進行了一個諮詢，這也許是鋼鐵醫師最快速的一次諮詢，但是很奇妙，逆轉之道的跟隨者到處都是。

遠從湖北來諮詢的年輕小哥

他從湖北省農村特地千里迢迢過來諮詢；翻牆上YouTube聽我的演講，覺得我講話很有邏輯，很真誠、不虛假。他特別愛聽我說真理，雖然沒有宗教信仰，但我提到的聖經真理他都相信，所以一定要過來見我。一天之內遇到這位真理追尋者與「逆轉好」的運將，使我找到堅持的理由，並忘卻挫折失望，**God is so good to me!**

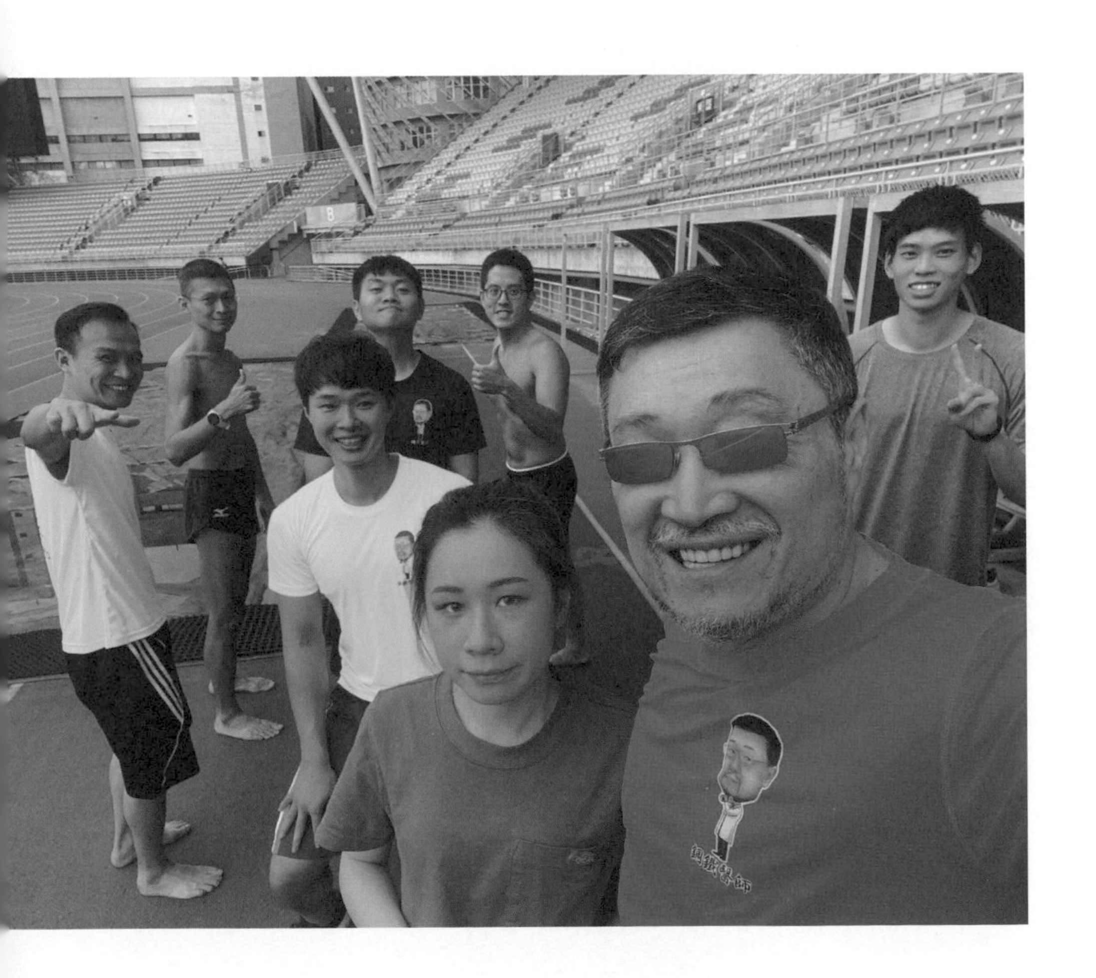
鋼鐵醫師

補東補西
你真的「補」對了營養嗎？

H先生的案例分享

H氏夫妻，和我素昧平生，在臉書發文TAG感謝我。他們說只看了我的視頻和《笨蛋，問題都出在三餐！》、《笨蛋，問題都出在營養！》兩本書，默默的照著做，減餐、跑步、重訓……一年下來夫妻倆一起減了四十七點五公斤，目前還持續在減，每天開心一起餓、一起跑，好快樂，好幸福！

但是，你以為這又是一個Happy end的案例嗎？當我再度知道H先生的消息時，是在新聞上：「為捐血減三十公斤，突腦出血猝死！暖爸器捐造福二十人……」，我看著新聞感嘆，H先生的確是減了三十公斤，但不代表他就完全健康，逆轉是藉由禁食加上濫跑啟動，但要真正完成逆轉，還是得靠營養。

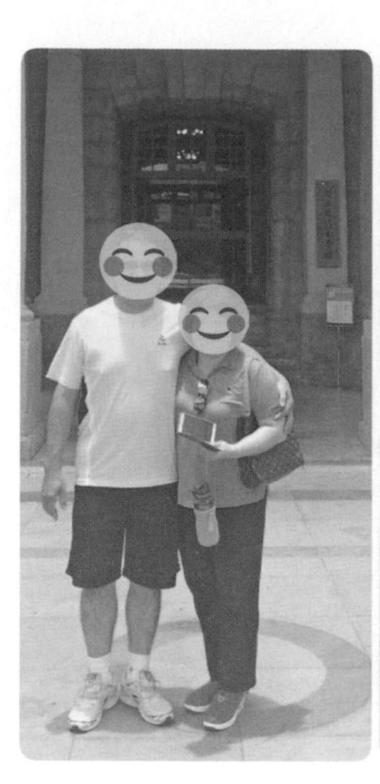
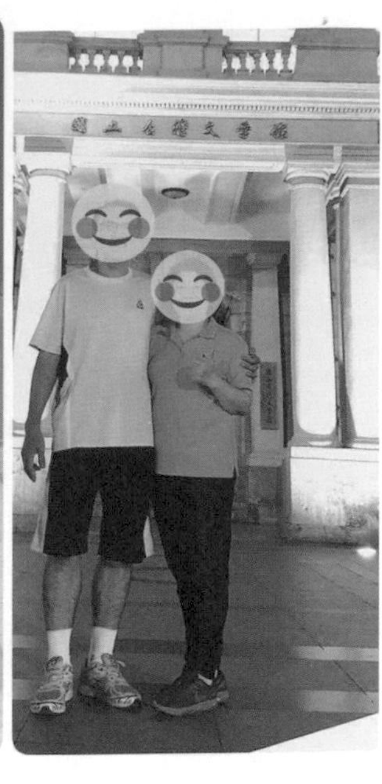

▲ 當時夫妻倆在臉書發文感謝時還特別 tag 我

只有來找我諮詢，我才能量身規劃營養處方。既然夫妻倆可以減重那麼多，表示逆轉「啟動」得很好，但發生腦出血，就說明逆轉沒有「完成」，血管還是硬化梗塞，那些硬化和梗塞的狀況很有可能在他肥胖時就已存在。當他已經減重到可以捐血，看起來非常好的時候，其實血管還是處於發炎或硬化的狀況，再加上有些病症初期是沒有任何徵兆的，所以讓人掉以輕心。

很可惜他沒有找我諮詢，沒有及早使用營養處方。當然我向來也不會要人家非得來找我諮詢，那是個人的決定。只是從這個案例，我們可以知道，外表看起來很好，減重下來，也不代表逆轉成功，如同H先生啟動了逆轉，卻沒有完成。如果他能加上營養處方，或許就能避免遺憾。

遺愛人間的H先生，生前在高雄擔任汽車技師與噴漆師傅，和太太國中即認識，相知相惜三十多年。與家人關係緊密，全家人都愛助人，女兒十八歲的生日禮物就是去捐骨髓做配對、兒子滿十七歲就去捐血，可惜H先生體型太胖，最胖時重達一百多公斤，一直無法捐血、捐骨髓。為此下定決心減肥，數個月後他成功減掉近三十公斤，終於能在上個月，四月十三日生日當天，完成四十九歲的捐血願望。

晴天霹靂的是，H先生生日隔天，與往常一樣與太太相伴去學校操場運動，不知為何突然昏倒，送醫後診斷是腦出血，雖然緊急進行開腦手術，醫生仍宣布腦死。家人想起H先生曾親口跟女兒說：「我願意器捐。」而太太哽咽地說：「他沒有機會活下去，救他的唯一的路，就是幫他做器捐，這對他是最好的！」

二〇一九年五月四日　上午九點十九分　東森新聞

J女士案例分享

J：劉醫師，我吃了營養處方真的逆轉我的精神狀況，而且我的高三時因為出水痘長的痘疤，以前找皮膚科打類固醇都無法消失，現在也不見了，而且我的僵直性脊椎炎也改善很多，連我的灰指甲和香港腳也好很多了，真的很奇妙耶！甚至我的精神狀況只要吃營養處方，居然心情變好，真的您太強了，謝謝您。劉醫師，您是神醫嗎？

鋼鐵醫師：我是神膏抹的醫生！

J：讚啦！愛死您了，我覺得如果能逆轉我的精神分裂症，那您真是太神奇了呢！願主時時與您同在，吃了營養處方心情變得很好，而且也不會痛苦了，本來腦袋一直亂想，很煩，現在心情很好，而且想運動跑步了，不可思議了呢！

鋼鐵醫師：也太神奇了吧？

J：我已經生病近三十年了，本來一點指望也沒有，而且我覺得我應該吃一輩子的精神科的藥，可是營養處方，我只吃半年，瘦十二公斤也就罷了，居然還能逆轉我身體上很多困擾的狀況，太神奇了，劉醫師，您應該訪問我去做見證才對，千言萬語都說不出來我的感謝，上帝真的很愛我們，這叫做神蹟。我真的是精神分裂症中度，生病已經近三十年，您的營養處方太棒了，我覺得自己當初的決定是對的，我也吃了直銷營養品二十幾年，也沒有改善我困擾的任何狀況，您真是太厲害了。

J女士持續服用營養處方後的見證

劉醫師，因為我的無知和沒有信心，未能真正認識真理而錯失那麼長的時間，浪費那麼多的力氣，因為當初的我只是單純的想，只要動，只要減肥下來就好，說真話我當初並不是為了逆轉我的精神病去找您的，您明白嗎？因為您曾說肥胖會造成許多的慢性病，那後來我想想，我光每天要吃精神科的藥，已經快要受不了，將來若還要吃例如糖尿病的藥、高血壓的藥、心臟病的藥、失智症的藥……，那麼我的肚子豈不成了藥庫？當初是擔心這個，現在因為每天堅持跑步半小時以上，竟逆轉了我的精神病，又逆轉了我現在的僵直性脊椎炎，還逆轉了我的香港腳灰指甲等等，讓我變得年輕漂亮，這些都是我當初沒有料想到的，我哪曉得您的逆轉是這樣神奇，逆轉成功得這麼離譜，讓我到現在才會回神過來，真正恍然大悟，若不是因為劉醫師，說不定我現在還一直傻下去呢！

這就是我目前天天看您的 YouTube 的原因，而且一有空就重覆的看，不斷的看仍一直感到驚奇。

劉醫師，因為當初的我只知道您能讓人減肥瘦下來，逆轉糖尿病和高血壓等等的慢性病，但在國內外，逆轉精神分裂症病患的例子根本聽都沒聽過啊？這不能怪我當初太傻，如果我早知道從一開始就每天跑步半小時以上，又何必等到現在這時候才大徹大悟？

劉醫師，我當初去台北找您諮詢時，正準備要打因脊側彎的針，長期的打，一支一千元，然後還要長期的復健，這就是我當時那幾個月來不敢堅持每天跑步半小時以上的真正原因；但誰能想到，我現在不但能每天跑步半小時以上，也恢復了健康，不用再擔心打針和長期復健的事了，只要禁食、跑步，配合營養處方一直做持續下去，什麼毛病都能逆轉了吧？您覺得呢？

而且我本來因為僵直性脊椎炎，衍伸出的虹彩炎，眼睛要長期追蹤，要長期擦藥，現在不但已經不用追蹤，而且可以像二十幾歲時那樣，戴隱形眼鏡都沒有關係了，我曾因虹彩炎又誘發乾眼症，根本就不能戴隱形眼鏡，眼睛還差點瞎掉，現在全部都逆轉了，有誰能預料？

對呀！這就是我到現在一直堅持吃您的營養處方，並禁食、跑步的原因。劉醫師，您能這麼神奇的逆轉我這麼多種困擾，您說，我現在能不大徹大悟嗎？

本來頭髮禿了頭的地方現在又開始長頭髮了，之前造型師說，我的髮旋中心點空空的，現在居然又開始長頭髮？這樣一舉數得的逆轉之道，我怎能不按著您的方法繼續逆轉下去？我又不是白痴……

劉醫師，是怎樣的因緣讓我去到台北認識您，又是怎樣的因素讓一切世上人都認為不可能逆轉的事，全部發生在我的身上呢？本來我很認命的想，也許我就這樣過了一生……是神的安排吧？不然是誰？居然讓我有那個智慧去台北找您！認識您，逆轉了我原本的所有毛病，這也未免太神奇了啊！

真是無心插柳柳成蔭，劉醫師，我現在只能說，您除了神之外，沒有任何的醫師比得上您的，就算是醫學博士，也沒有幾個醫學博士比得上您，您大概是除了神之外，唯一人類的希望啊！

高血壓患者的訊息分享

四月十七日下午血壓是如此高得嚇人，經過劉醫師的指導，跑步心跳達每分鐘一百三十以上，神奇的是，血壓就降了下來，因此今天就沒吃血壓藥，只服用劉醫師的營養處方。剛剛量的數字也很滿意，對於劉醫師的逆轉大法充滿信心。感謝上帝給了一個劉醫師，帶給大家健康的身體。大家一起努力吧！

小孩過動症案例

Z爸爸帶著注意力不足過動症（ADHD）的兒子來找我。孩子注意力不集中，是資源班的學生，也是老師的頭痛學生。吃了一陣子的營養處方後，Z爸爸來訊：「劉醫師你好，營養處方再一個星期就吃完了，請您再寄新的營養處方，謝謝劉醫師。我覺得小孩持續有在進步，現在一個星期最少五天都有跑步半小時，只是沒有喝黑咖啡而已，請主耶穌，請劉醫師再加強營養處方的威力，謝謝主耶穌！」這也是非常令人感動溫暖的案例。

六十五歲男性糖尿病患者案例

二〇一八年五月病患來找我諮詢，當時的糖化血色素達百分之七點八，大家要知道，這個數據六以上就是糖尿病了，病患開始服用營養處方。

二〇一八年十月，糖化血色素百分之六點八。

二〇一九年一月，糖化血色素百分之五點八。

神奇的是病人還患有輕微失智，禁食濫跑都無法配合，所以只能靠營養處方了。但是家人的配合度非常高，幫他執行得非常好。單靠營養處方逆轉糖尿病，已經不是第一例，感謝上帝！

小吃店母子的諮詢案例

來自雲林的一對母子，接觸鋼鐵醫師逆轉真理的時間很短，但全盤接受，包括禁食濫跑，兒子甚至是徒手重訓專家，八塊腹肌練得比鋼鐵醫師漂亮。母親是開鵝肉小吃店的，卻叫客人不要吃，要禁食；賣麵卻叫客人不要吃麵（澱粉不好），自己從六十四減至四十八公斤。逢人就講逆轉，回家時感嘆聽的人「好無知」。

這個小學都沒畢業的媽媽，胃食道逆流靠禁食逆轉，而讓肝膽胃腸科醫生啞口無言！可以見得，沒受教育的不見得無知，高學歷的也不見得有智慧。

來諮詢是為了營養處方，媽媽說以前「露做露善」（越做越疲倦），現在神采奕奕；以前忙到發火，現在面帶笑容，而且好愛自己！最後合照時，笑嘻嘻地告訴鋼鐵醫師：「生平第一次追星，你是我的偶像！」

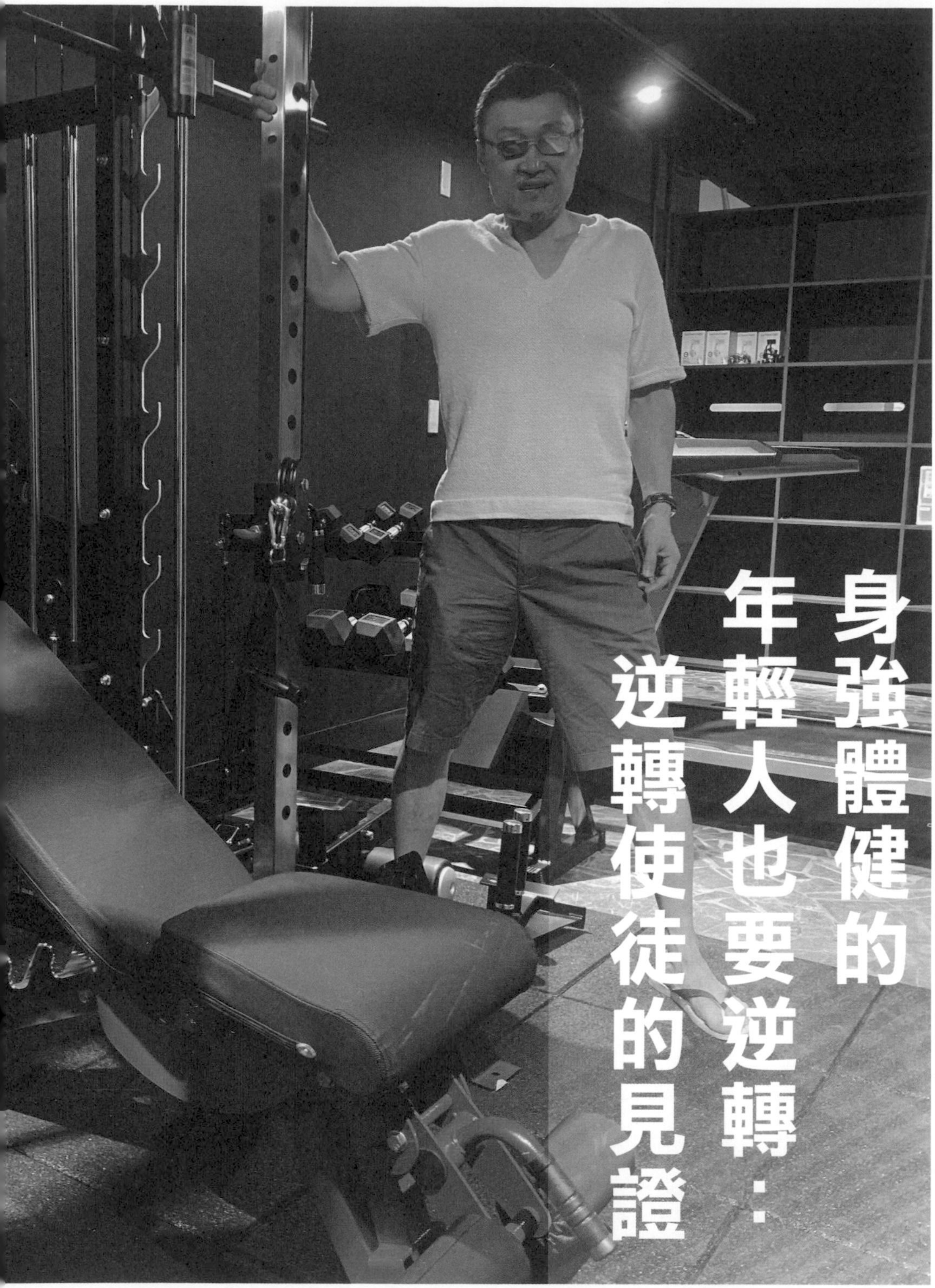

身強體健的
年輕人也要逆轉：
逆轉使徒的見證

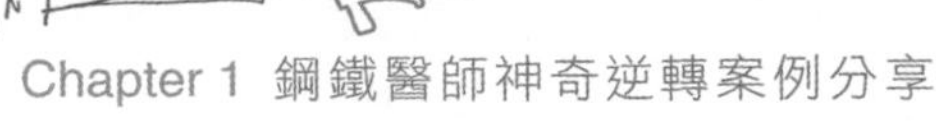

棒球選手劉士綱的臉書分享

∞逆轉趁現在

今天在文山農場烤肉的時候，有一位來自台北的饕客，在用餐的過程，與我們分享了她自己逆轉過程中的感受，不僅是糖尿病的好轉，各種跡象都走往正向。禁食減餐、運動家營養處方的好處多到滿山遍野。但這一整天的對談，讓我印象最深的是，當你的糖尿病一直處於惡化狀態，你要選擇的是未來請看護一個月林林總總也要兩萬元的開銷，還是現在就相信鋼鐵醫師的專業能力，量身為你規劃專屬於個人的營養處方？能逆轉超過五千個案例的醫師，只有劉醫師一人，只要是代謝性的疾病，統統都有辦法解決。各種疑難雜症、重症，在營養補足之後，這些狀況必定會有相當程度的轉變，真

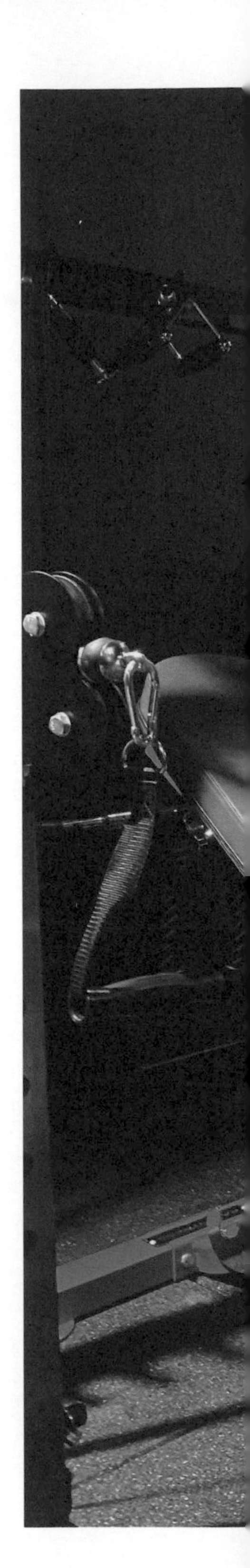

的！信不信由你！

就算你現在沒有任何健康上的問題，但你只要懂了這一套健康的系統，慢性病「三高」就不會找上你，人要活到呷百二也是有機會的。重點是生活要有品質，不是拖著疲憊的身軀，日復一日的活著，那樣才叫做辛苦，而且也痛苦；你是要定時吃藥吃一輩子，還是享受人生過著清幽的日子？

∞糖癮多可怕

我漸漸發現，有嚴重糖癮的人，不知道自己深深的被這種癮頭控制，好比毒品一樣，沒吸會受不了，沒吃會生氣易怒，鬼吼鬼叫，專注力下降。當有這種症狀，不管心煩意亂都要怒吃一波甜食的人，真的需要省思一些問題。或許現在年輕，代謝沒有任何問題，但隨著年紀增長，體內的營養開始匱乏，就開始產生看不見的隱形內在傷害。例如不斷的發炎——開始不斷的脂肪囤積，就是一種體內發炎的警訊。自從我開始禁食和斷糖，初期會有頭昏眼花，手腳發抖，有點無力的狀況，這是種在任何戒斷都會出現的短暫情形。有人會解釋，這是因為沒吃沒熱量，所以血糖過低，手腳會抖，身體無力，殊不知這是一種正在戒斷的好轉反應。

有感而發分享這點是因為，我有個讀小學的表弟，每天回到家就吵著要喝飲料和吃甜食，糖癮發作就易怒，對長輩沒禮貌，講又講不聽，實在令人沒轍。因此孩子從小的教育就該重視這點，家長更要以身作則，千萬不要拿糖果當作誘因跟獎勵，也不要把飲料當水喝，否則要戒斷是極其困難的。糖上癮不僅會造成囤積性的傷害，隨著時間過去，身體只會加速老化、退化、硬化和氧化。

∞ 鋼鐵醫師的鋼鐵著作

大家都以為我在幫劉醫師賣書，但書可是智慧的結晶，能帶給你的價值絕對超乎想像。一本書三百元，能讓你受用無窮，一包香菸一百多，省下三包的錢就能帶給自己人生轉變的契機。如果你不早點建立健康的概念，繼續讓無知當領頭羊，直到最後無路可走，只能一輩子靠藥物控制，然而是藥也是毒，藥只會讓你越吃越重，帶來的副作用也只會越來越大。

別等胰島素開始阻抗了才要注意，現在就過嚴謹自律的生活，未來才能換來更多的財富與自由。今天來到劉醫師節目錄製的現場，又親身見證了逆

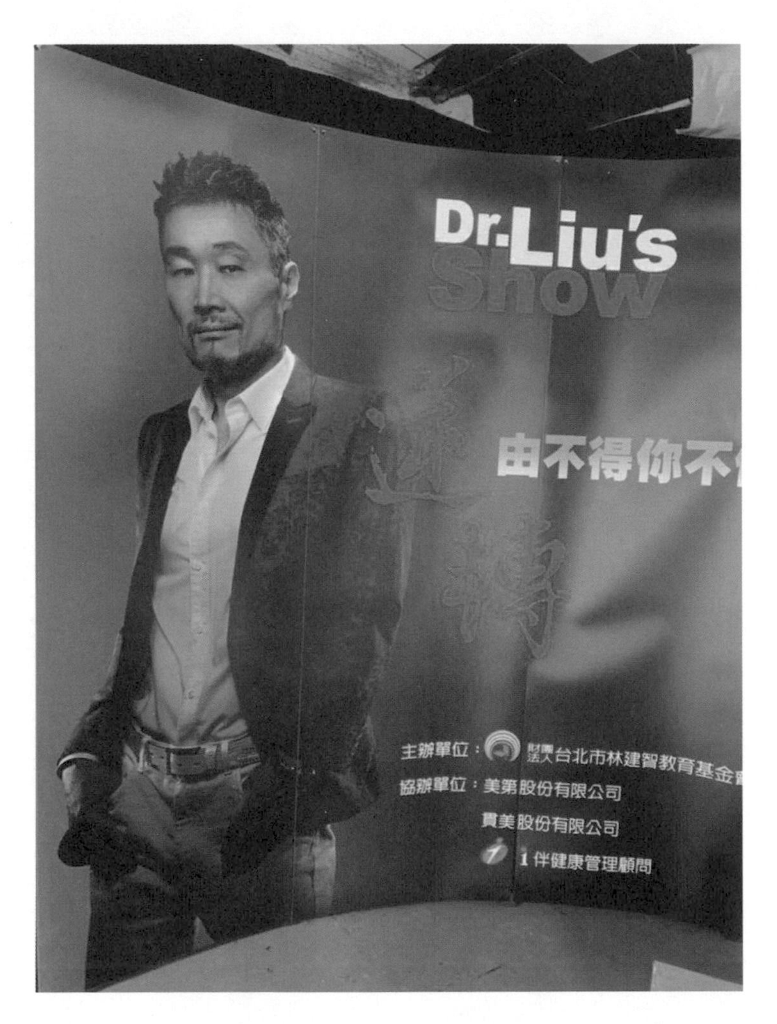
Dr.Liu's
Show
由不得你不
主辦單位：財團法人台北市林建智教育基金
協辦單位：美第股份有限公司
貫美股份有限公司
1伴健康管理顧問

▲ 劉醫師的節目錄製現場

轉的案例，真的看到起雞皮疙瘩，內心的感動不在話下。唯有現在懂得照顧自己，將來的健康才能勢在必得，如果現在沒有健康的意識，將來勢必要付出兩倍、三倍，甚至好幾倍的金錢與時間，還不見得能得到健康。劉醫師的書真的適合每個人。

∞ 我成為了逆轉使徒

二〇一八年的一月我認識了劉醫師，起初我是在 YouTube 看到醫師的逆轉演說，讓我對營養萌生了對營養的興趣，希望自己藉由營養的補充，飲食上的調整，達到技術與體能的突破。實行逆轉之道後，我也看到了自己的改變，然而儘管自己清楚確知身體在各方面狀況是變好的，但仍有人不買你的帳，畢竟連沒看到結果的都會有人替你下結論。

但我很清楚自己在做什麼，也在六月份為了提升自己的技術能力，到西雅圖做自主訓練，短短的兩週雖有收穫，但其實還是有限。當我回國後開始出現極大的瓶頸，說真的在場上的成績的確不理想，但我始終堅定走在對的方向，就算慢一點看到成果，因為我相信這是趨勢，總有一天必能綻放光芒。

改變需要堅持，即便面對的是冷嘲熱諷，或者被推向懸崖邊緣，我依然清楚自己要的是什麼。或許有人認為我太固執己見，不懂得變通，這些聲音每天都在我腦中盤旋，到底該是妥協還是繼續努力？我始終相信未來會慢慢證明，我所堅持的是對的。

每個人都有屬於自己的故事，人生就是有故事才能突顯自己的價值，我覺得我最幸運的地方是，認識逆轉之道讓我可以少走很多冤枉路，如果照我過往的吃法，等到一定的歲數，因此我寧可從現在開始選擇嚴謹的飲食，也不要讓人生繞了一大圈才來後悔，健康是人生最大的財富。

如同〈箴言〉十二章十五到十六節所言：「愚妄人所行的、在自己眼中看為正直。惟智慧人、肯聽人的勸教。愚妄人的惱怒、立時顯露，通達人能忍辱藏羞。」

∞為什麼我也需要逆轉

其實有時候不是不知道，是知道了你卻沒辦法相信，因為你半信半疑。到目前為止，我不是盲目跟從，盲目相信；逆轉之道我持續了一年半不曾間斷，不曾放棄，也從未偷吃，親自體驗的結果只有好處，原本大大小小的毛病，包括皮膚癢、毛囊角化、腸胃時常不舒適，腸胃炎等，在這一年半改善了很多。我看見了各種各樣人的轉變跟逆轉，每個人的改變，都是逆轉的開始。

我今年只有二十六歲，這樣的改變要在我這個年齡層發生，可想而知一定很難，但為什麼我會持續的用這樣禁食的方式，去面對每一天？這是一種習慣，當你習慣吃三餐，時間到就吃，不餓也吃、餓也吃、想到也吃。你有問過自己，疾病是不是因為攝取的熱量過多，隨著時間累計、囤積造就肥胖的嗎？肥胖後的疾病跟症狀隨之而來，糖尿病、高血壓、代謝性疾病……甚至癌症。

生病吃藥，你認為天經地義，但有哪種慢性病，是吃藥會逆轉的？哪個醫師有逆轉過慢性病？名醫只是病人越看越多，但卻一個也看不好。難道你寧可相信開藥的醫生，坐以待斃，聽著醫師說：「活動不要太激烈，心臟會受不了、膝蓋會磨損……」

當身體處於靜態沒使用的狀況下，你會發現身體機能、精神和體力越來越差。對生活跟生命完全不抱任何希望，更渴望能快快解脫，這難道是你想要的人生嗎？我們是一群對生命充滿信心的人，對逆轉的真理保持極度的信心，只有在這可以見證慢性病的逆轉，各式各樣意想不到的逆轉，關鍵在於你「信或不信」。不要告訴我你嘴饞，不能不吃；那恭喜你，地獄之門隨時為你而開。越餓越活，越動身體越強壯。

澱粉吃越多，老化的速度越快，牛肉吃越多，身體越有活力，信不信由你決定。

我一週七餐，想親眼見證，你可以親臨某些場合見到我本人，不唬爛、不吹牛、不誇飾。信與不信只在於你的腦，你要有健康的未來，先把嘴巴控制好，禁食誰不餓？但飢餓帶來的影響非同小可，越餓越活，越餓體脂越低。如果你還在相信飢餓太久會消耗肌肉這種鬼扯的資訊，就儘管去相信吧！

還有專門替病人做減重規劃的醫師，觀察一下他們的體型，那種體型體態你能相信我也是醉了，寧願挨刀哀痛，卻不願挨餓，寧可做胃繞道的手術，卻不願多餓幾餐？餓久了，將會來到另一個層次的世界。

身心靈的提升，腦袋的進步，這些各種的逆轉，體會才懂，做了才明白，觀看越多資訊，那邊吸收一點這邊吸收一點，只是多此一舉。逆轉的案例，真的是來自世界各地，奉勸健康還沒有亮紅燈的各位，好好思考。未來的退休生活，你要用什麼樣的健康狀況去過下半輩子？你「藥」陪你一生，還是有自由掌控的權利？還是老話一句，信不信由自己決定。

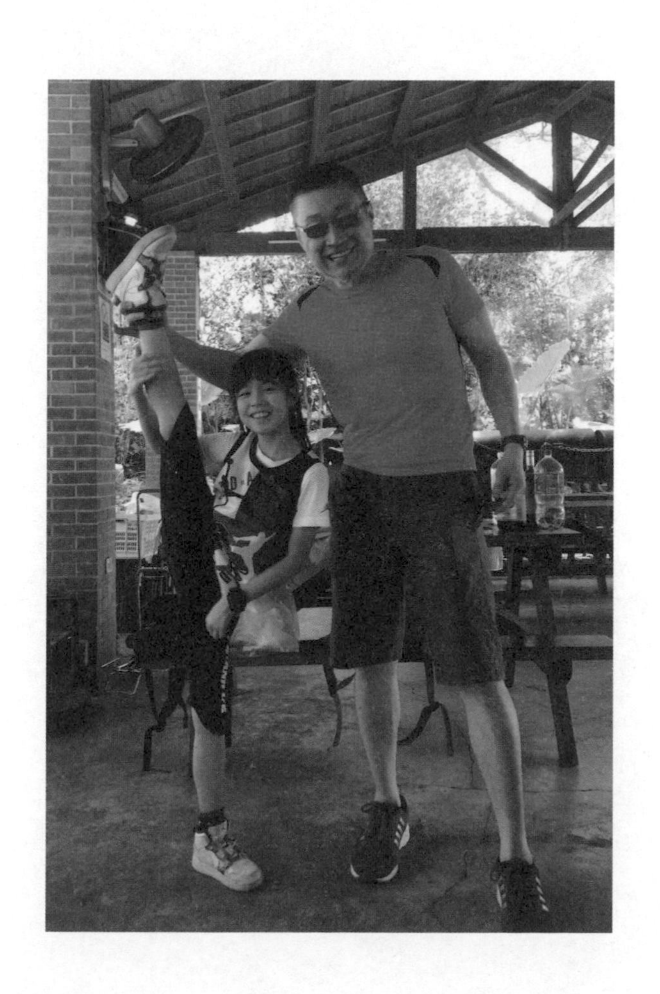

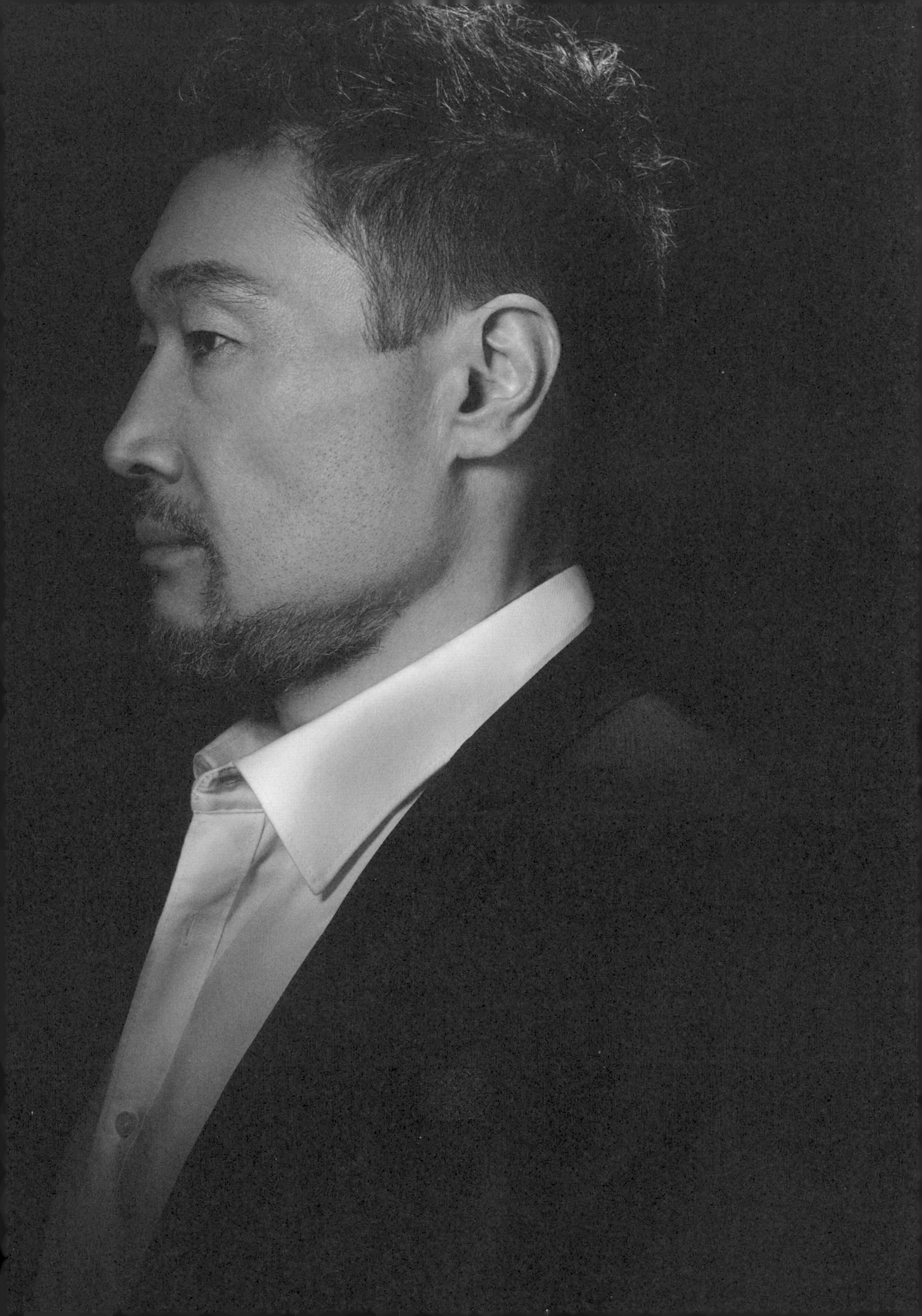

Chapter 2——無知比惡意更危險

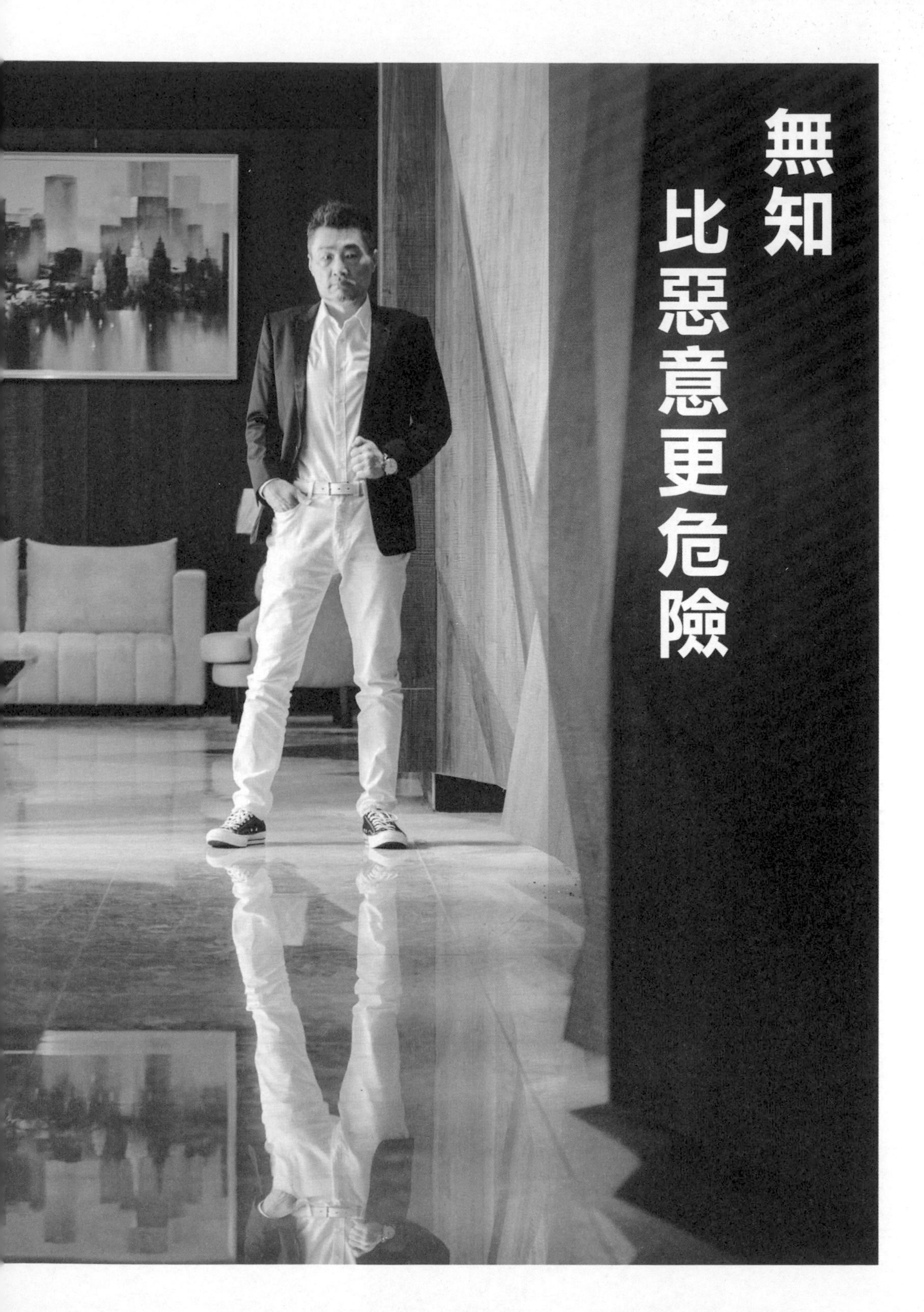

無知比惡意更危險

走在「逆轉之道」的這些年，我領悟到「無知」是多麼可怕，德國著名的神學家潘霍華（Dietrich Bonhoeffer）曾云：「無知比惡意更危險。」一身處於希特勒時代的他，因為眼見希特勒的納粹主義，影響許多盲從的民眾，因為他們的「無知」，導致德國陷於動盪不安的處境，所以說了這句話譴責這些盲從的民眾。這裡的「惡意」，除了作惡以外，也指代希特勒。而潘霍華的譴責，指明了這些盲從的無知民眾，比希特勒更危險。然而這樣的譴責，使得他被處絞刑，令人難過的是，他過世三天後，德國無條件投降。潘霍華不畏懼納粹強權的迫害，言詞精闢犀利，留下許多經典著作。

所以我有感而發，在逆轉之道上，「無知」也無所不在，無孔不入，無遠弗屆。只因為我和潘霍華一樣，發現得太多，又敢於為真理發聲。回想我過往的著作中，《笨蛋，問題都出在三餐！》令人意外的爆紅，歸納出來的原因，正是我勇於為真理發聲，更令廣大讀者有所共鳴。尤其道理人人會說，但有智慧辨別真理和道理的人並不多，滿街都是專家，大家互相比較，往往掩蓋了真理。但我也感謝真理的排他性，我信靠上帝，從《聖經》汲取智慧，得以對抗無知和惡意。

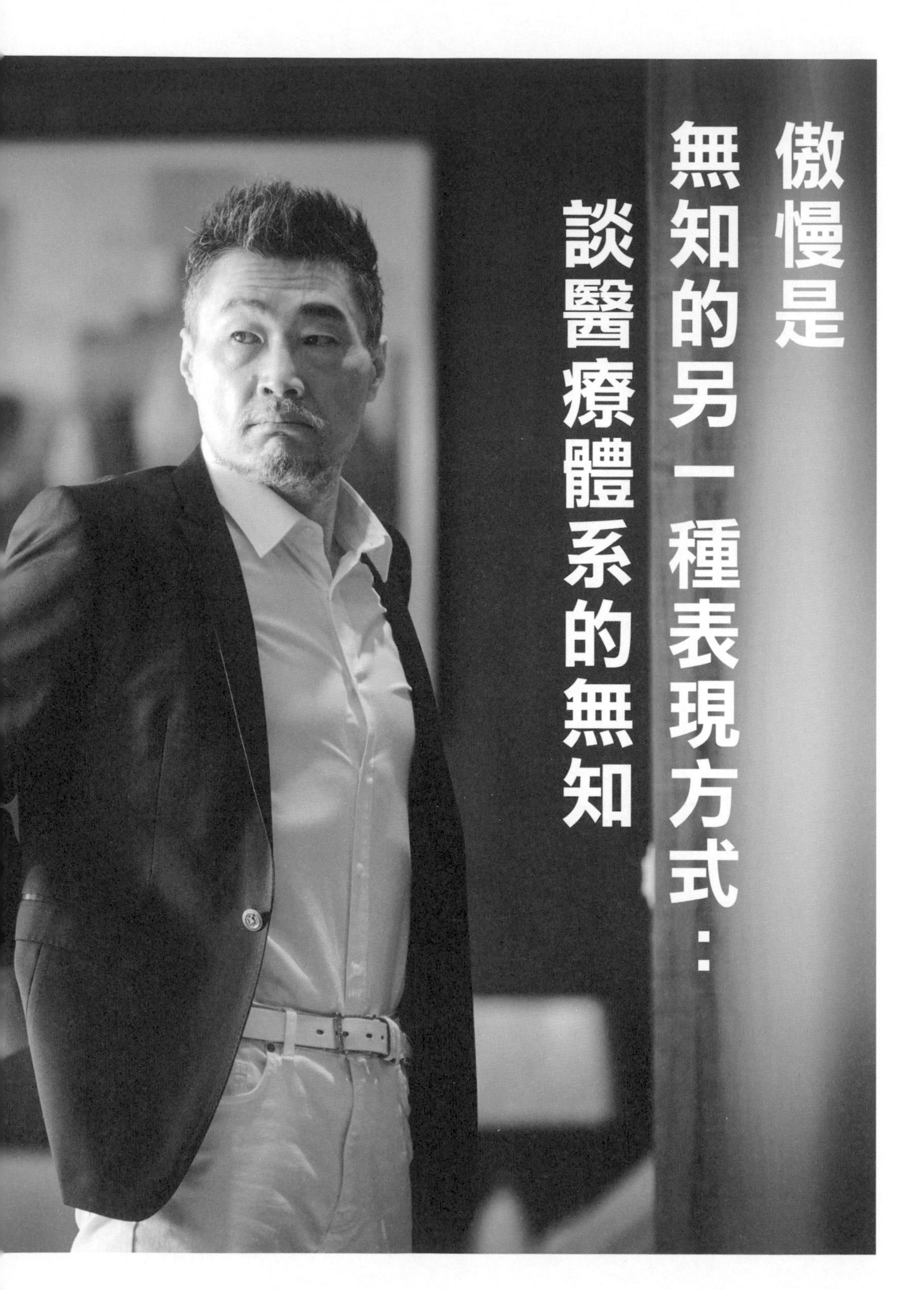

傲慢是無知的另一種表現方式：談醫療體系的無知

我想說的話很多，也很深層，平常上節目也好，演講也好，時間有限，很難讓我完整的論述。我也需要抒發的管道，在之前的著作，例如《笨蛋，問題都出在營養！》時，已經略提航母的概念。雖然只是略提，但在本節，我將會更仔細的論述和探討醫療改革的層次。我明白憑一己之力，單打獨鬥，推動醫療改革的能力有限。但至少，我們可以先從自身做起。現在我的發言權和影響力越來越大，我希望自己能再多做些什麼，可以讓世界變得更好。雖然我時常不爽、批判，但這也是我推動改革的行動之一。

醫療改革是我一直以來的想法，尤其這幾年來，衛生局等相關單位，不明就裡，收到某些有心人士的檢舉，甚至設局陷害，而相關單位在搞不清楚的狀況下，就對我進行開罰。被罰沒關係，但要讓我心服口服，而不是以主流醫療的權威進行開罰。他們真的懂逆轉嗎？雖然我被檢舉和誣陷只有那一兩樁，但這是對我名譽嚴重的損害，憑什麼我要承受有心人士的誣陷？

這些糾紛也好，抹黑也罷，我個人無心與那些破事糾纏，這只是讓我更加堅定，現行的主流醫療體系必須改革。我著書立論，除了談逆轉、回應鋼鐵粉們的期待、希望更多讀者明白真理，以及批判針砭時弊。我知道有很多人等著找我麻煩、捅我一刀、看我犯錯……我本來就不是鄉愿圓融的人，我邊邊角角可多著，從來不怕跟那些人衝撞！

我常常對於那些頂著專業頭銜的人士，嗤之以鼻，他們被我電得那麼兇，你不知道吧？他們頂著頭銜，但最容易送人下地獄。這就是現今主流醫療的無知，面對患者，永遠都是那一套模式。這也是我說為什麼醫療必須改革？為什麼檢查數據不正常，就必須吃藥或開刀？這不就是主流醫療的傲慢和無知嗎？

當然，也有極少部份的醫師，本身已經覺醒，知道不能傲慢。例如我約翰霍普金斯大學的博士班同學T醫師，身為院長的他，高高在上，當然他在神經內科的表現也是數一數二的權威。但你一定沒想到，他得了肺腺癌。罹癌之後，除了主流醫療以外，他靠著生酮飲食改變自己固有的飲食習慣，終於戰勝病魔。對此，他說：「主流醫療真的不能再如此傲慢下去，必須虛心求教其他的醫療方式，各門各派都要整合。」他現在也以自身的經驗，幫助他的病人，他也知道我的逆轉之道，的確很有用。

回想我之前的書，還曾邀請他寫序，但他說他完全不了解我這套，無法幫我寫序。身為主流醫療的菁英，我們也曾是無知的人。唯一的差別是，我是依靠《聖經》給予我智慧，而他是因為罹癌的切身經歷，整合主流醫療與非主流醫療，有所改變。

有些主流醫療的醫師會認我是另類，而我才覺得他們是另類。逆轉來自《聖經》，到底誰才是另類？無妨，我成為醫療界的葉問，赤手空拳撂倒動刀開藥的高手們。你說我傲慢嗎？可是我做到了。動刀開藥的高手呢？你們做到了嗎？要比動刀，我曾經是外科醫師，我也不會輸；我曾經很相信自己開刀的能力。但是，如果不是放任疾病惡化，又怎會需要開刀？在疾病剛開始形成時，用藥也只是控制，不要太快惡化。但我從來不講控制，我直接逆轉，還需要藥物嗎？

來到我面前的患者，只有選擇吃藥或逆轉。因為藥物無法逆轉，只能控制。控制對於慢性疾病患者而言，也知道吃藥沒有多好，吃久了還是無法控制，還不是換藥或加量，反正吃藥習慣了嘛。這些都是主流醫療的傲慢與無知，所帶來的傷害；再嚴重一點的傷害，則讓這些病人生不如死，走投無路。只有逆轉才能徹底解放，獲得自由，真理就是如此。

無知者真的太多，根本是螞蟻雄兵，但上帝也沒要我解決，我只需要傳達祂的訊息，能救一個是一個。改革不就是這樣？一個傳一個，慢慢形成影響力，有了力量，攜手前進。有人獲得逆轉的好處，我感到欣慰，要不然醫院人滿為患，病患還得排隊領藥，但就算吃藥，問題也沒能解決。

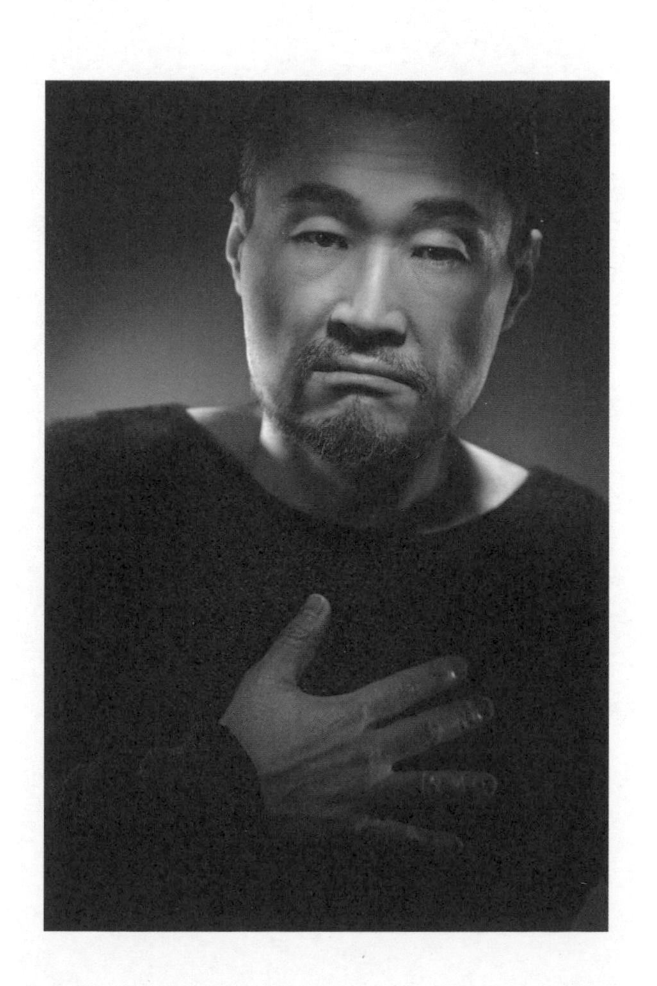

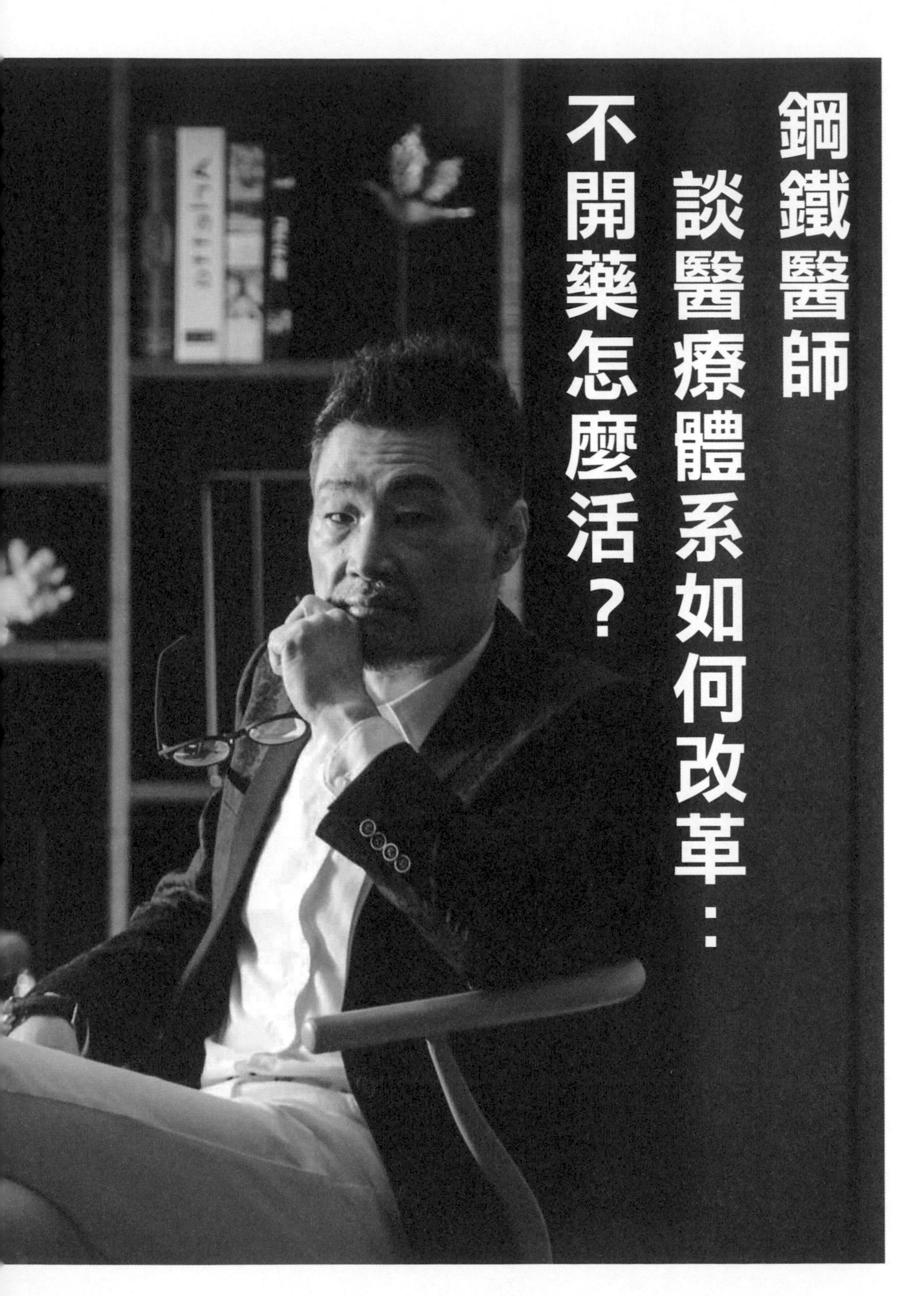

鋼鐵醫師談醫療體系如何改革：不開藥怎麼活？

醫療體系必須改革，但為什麼改革這麼難？很大的原因是醫和藥的掛勾，形成牢不可破的共謀體系，兩者的層級和資源盤根錯節，無法撼動。尤其國外的大藥廠，在選舉時提供大量政治獻金，甚至可以左右選情，金額龐大到一般人無法想像的程度。要改革很難，但也不能因為改革很難就放任無所作為。改革很難嗎？我常常自問，我也知道上帝無所不能，對祂來說這一點都不難，當然這也是我們信奉上帝的原因之一，祂差遣了我這麼一個渺小的人，做這樣大的抗衡，為這個世界發聲。

祂告訴我逆轉之道，將金鑰放進我手中，與我同在，漸漸地我也聽見其他人迫切渴望改革的聲音。你會說「藥」就是醫病的，但我實話告訴你吧，這是最大的謊言，而我就是要揭穿謊言，讓更多人知曉真相和真理。我從病人身上獲得極大的肯定和認同，病人都知道藥不能醫病。所以我常常反問：「醫生真的能帶給人健康嗎？」醫生帶給人的不是健康，而是吃不完的藥。

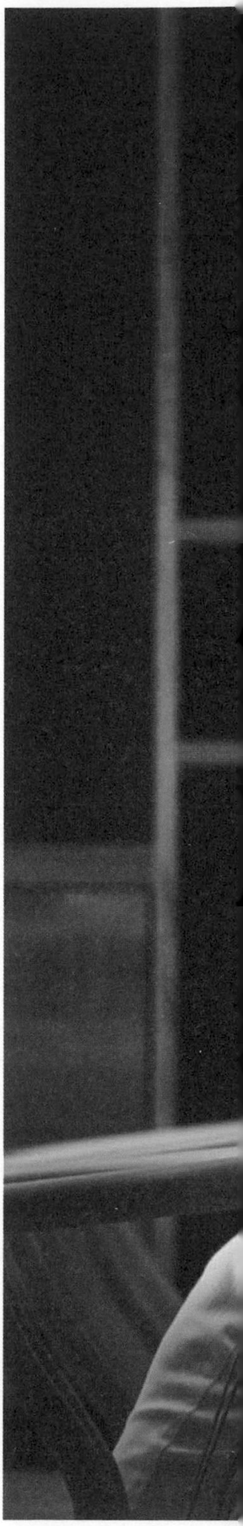

但沒有人思考並認清這項本質，自己上醫院找醫生領藥，真的能取回健康嗎？

本質是很重要的，真理經得起辯證。健康絕對不是從醫院得到的，當你了解這件事情的本質後，你才會往真理更進一步。同樣的，我也對自我的要求極高，我將「健康」展示於你，如同耶穌道成肉身。「真理」和「道」看不見，如何讓人知「道」？上帝慈愛，祂不願意人們不知「道」，所以讓耶穌變成人，讓我們看得到，摸得到，耶穌生活於世，為人們展示「道」和「真理」是怎麼一回事。我也仿效耶穌，什麼是逆轉？看著我禁食、濫跑，和怎麼吃，我都展現給人們看。

我八年前逆轉，但我沒有一天鬆懈。維持逆轉最好的方式是什麼？就是「不斷逆轉」，不停的繼續逆轉下去。每天看著我的人很多，也包含等著看好戲的人，看我會不會胖回去？會不會失敗？是不是光說不練，看我的逆轉是否曇花一現，最後還是無效？有心人等著我出包，酸民永遠有說不完的幹話。我到現在還沒看到一個天天三餐吃好吃滿的人，可以逆轉。是啊，有一百種方法可以瘦下來，但有九十九種方式保證你胖回去，只有真理屹立不搖。我仿效耶穌道成肉身，我用行動證明，持續做對的事情。

「道」不難懂，就是如此。所以我們才能進一步，談醫療改革。對於我的信仰來說，藥物是撒旦控制的，牠要人認為只有這條路，牠要人沒有盼望，牠要人絕望，什麼都不用做，吃藥就好。但上帝的慈愛讓我們知道，陽光、空氣和水，都不用錢，但卻是無價之寶。這是光明與黑暗的爭戰。黑暗要你聽信主流醫療的吃藥和開刀，反正醫生講的不會錯。撒旦身為謊言之父，〈約翰福音〉第八章四十四節：「你們是出於你們的父魔鬼，你們父的私慾你們偏要行。它從起初是殺人的，不守真理，因它心裡沒有真理。它說謊是出於自己；因它本來是說謊的，也是說謊之人的父。」耶穌與法利賽人辯論，若人相信謊言，他們的父就是魔鬼。你還要聽信謊言，認魔鬼為父嗎？我已經將牠的謊言拆穿，你還不信真理嗎？

慢性代謝性疾病的主流醫療卻教病患好好休息、不要跑、乖乖吃藥……多麼可怕的謊言！逆轉讓你不要吃藥，不正是將你從謊言中釋放？好好禁食、濫跑、靠營養……這些都不用藥，也沒有副作用。可是有幾個人肯做？人們都被主流醫療的謊言矇騙。

不要以為我百毒不侵，我也是人，當然會有身體不舒服，小小感冒的時候，差別在身體不舒服時，我選擇不停止濫跑、不休息、繼續鍛鍊。然後戰勝病毒、戰勝「沒辦法」、戰勝「不舒服」、戰勝「善待自己、對自己好一點」、戰勝「不舒服就要吃藥」、戰勝「躺一躺」、戰勝「取死的肉體」。繼續電爆無知，火力全開，連生病時都一樣，這就是鋼鐵醫師！所以就算仍然鼻塞，痰也依舊，還是不停濫跑，甚至加場。我不是硬撐，為了證明自己是鋼鐵做的；事實上我的身體沒有比任何人強壯。這麼做是為了證明「不舒服就要休息吃藥」這套多麼爛、多麼糟、多麼扯！它讓你的免疫系統越來越差。

我就是要看：拎北先死還是病毒先死？
目前為止拎北都沒死，不舒服又怎樣！

休息吃藥好比較快？還是不停濫跑好比較快？我不知道；我只確定，如果停止濫跑，就算好了，恢復跑速和耐力都會變得比登天還難。

我有一個案例，是中部地區某個日產五萬顆蛋的蛋農大戶，他因為糖尿病影響心血管，其實不嚴重，但太太卻要他裝心臟支架。當他來到我這裡時，我給他的建議，他都整套執行，乖乖禁食，每天至少跑八公里，服用營養處方……所有的事情都逆轉了。但他因為裝了心臟支架，除了營養處方外，還是得必須每天服用抗凝血劑；吃了九個月，終於可以停藥，好好的維持逆轉。後來他問了我一句話：「那我的支架怎辦？」哇靠！支架是我放的嗎？我叫你裝的嗎？難道我要負責幫你取出來？如同他所言：「真是相見恨晚，吃那麼多藥，白白受苦裝了支架。」我只能笑笑地說：「也沒必要取出來了，就將支架當成生命的紀念品吧。」

這個小故事值得我們省思的部份是，如果早點走上逆轉之道，他還需要裝心臟支架嗎？還需要吃抗凝血劑嗎？這也突顯了最大的重點：逆轉是真理，吃藥開刀是謊言！撒旦掌握金錢交易，藉由主流醫療與藥廠的共謀結構，種種謊言禍害無知的人們，但最高的層面仍是上帝掌權。撒旦掌握，上帝掌權；真理驅逐謊言。很多人也許覺得我多管閒事，何必踢爆這些謊言，擋人財路？我早就知道改革一定會遇到許多敵人，但我是講真理的人，就算被打壓迫害，抹黑誣陷，因為信靠上帝，無所畏懼，我不在乎。雖然暗箭難防，但我禱告上帝，祂會保守我，與我同在。

我每天都會向上帝確認，我所做的是否為祂所喜，是否是祂眼中對的事情。其他的問題，祂會幫我處理，讓我繼續往前行，我活多久，我就為祂做多久。例如今天早上，我讀到〈以西結書〉第三章七至九節：「以色列家卻不肯聽從你，因為他們不肯聽從我；原來以色列全家是額堅心硬的人。看哪，我使你的臉硬過他們的臉，使你的額硬過他們的額。我使你的額像金鋼鑽，比火石更硬。他們雖是悖逆之家，你不要怕他們，也不要因他們的臉色驚惶。」不正是上帝給予我的安慰嗎？我不用在意那些人不聽從我，因為他們也不聽從上帝。不聽不信的人額堅心硬，但上帝會讓我像金鋼鑽，比火石更硬，我不需要懼怕和驚惶。傳揚真理和逆轉之道，總會遇見悖逆之人，不需要討好，不需要閉嘴，祂就是要我持續講下去。

面對主流醫療改革，我開著真理坦克車，輾過去。別再說與人為善的話了，東方社會就是被「鄉愿」這個觀念害死的。不用忍氣吞聲，不用你好我好大家好，真理就是絕對，就是霸氣！就像我一直很不能理解，為什麼台灣人說話很愛用「歹勢」、「不好意思」或「抱歉」作為開頭？到底是有多對不起誰？為什麼開頭就要不好意思，有什麼不好意思？你做錯了什麼？如同真理從來不需要這麼謙卑的開頭。這不是謙卑，如果你是心存真理的人，你可以把這些開頭捨棄。你對任何人都沒有「不好意思」，不需要「抱歉」。

很多基督徒都誤會耶穌，以為祂是好好先生。錯，你完全不懂《聖經》。真理往往造成衝突和衝撞，耶穌也說過，祂來，是帶來爭戰，這部份我會在第三章仔細談。簡而言之，一個人獨獨領受真理，但其他人沒有，這就是爭戰的開始。如同一個家庭，只有一個人信主，其他人不信，那該怎麼面對？如何讓其他家人知道真理？耶穌形容法利賽人是沒泡透水的灰，就塗上牆壁，這實在貼切又傳神的說明「粉飾太平」，而真理就是要揭穿粉飾太平的假象。

主流醫療就是粉飾太平，反正檢查數據不要太難看，差不多就好，吃藥控制就好。可是你不知道，就算你的檢查數據很好看，你仍在走向滅亡。所以我非常討厭病人來我面前就提主流醫療的那套檢驗，多的是那種前幾天拿到檢驗報告，數據正常，但隔天就猝死的人。真了不起，粉飾太平的功夫一流。這也說明身體早就有問題，只是檢查不出來。你以為檢驗數字正常，你就正常？高以翔看起來身體夠好吧，為什麼猝死？

真理不迴避，耶穌是世上的光，光進入黑暗，黑暗便無法存在。我講了這麼多，主流醫療毫無招架之力，還很丟臉的揪團攻擊。跟少年仔打架一樣，輸了就烙人，以多數壓制，要我閉嘴。光明與黑暗的爭戰也是如此，屬靈的爭戰，謊言之父與真理之父的對決，輸贏早就出來。別看我單打獨鬥，可是我的靠山最大，就是上帝。

所以改革不難，每天做該做的事情，上帝會成就。有生之年，或許我看不見改革的成果，但我有信心，上帝安排我做什麼，我忠於職守。兩週前我看到國外某大藥廠總裁的發言，他自己也說營運藥廠不是使人獲得健康，而是讓股東們滿意；此話不假，身為營利事業的總裁或營運者，最主要的工作就是讓持股人獲利。連藥廠總裁都承認了，買藥吃藥的人還期待什麼？藥廠總裁講實話，你敢聽嗎？

身為小兒科名醫，同時也是律師的 Dr. Kessler，有個更權威的身分，他是美國食品藥品監督管理局（FDA）前理事長，在這段影片中講到重點中的重點：

1. 美國應該成立 National Institute of Nutrition（國立營養研究單位）。
2. **We have failed to give basic advices of nutrition.**（我們提供的營養基本建議，其實是失敗的。）從他的懺悔中我們可以發現，一直以來大眾被教導的所謂「正確」的營養觀念，其實是天大的錯誤。
3. 美國一九八〇年代建議大家「少吃脂肪，多吃碳水化合物」是極大的錯誤。

4. 我個人完全不知道什麼該吃？什麼不該吃？

結論是，美國應該聘請擁有約翰霍普金斯大學公衛博士頭銜的鋼鐵醫師為顧問，因為鋼鐵醫師 has all the answers as how to reverse all the chronic diseases! 連這麼權威的專家，醫界泰斗 Dr. Kessler 都承認自己的失敗和錯誤，連他都不知道自己該吃什麼。幾十年來，號稱醫療最先進的美國都大錯特錯，誤導了多少普羅大眾？可想而知連帶全球有多少人被誤導。為什麼我要這麼拚？每天只想創新紀錄？連過年都不放假？沒有為什麼，我只為了讓那些嘴巴肌肉很發達，四肢肌肉卻萎縮的人閉嘴！

www.YouTube.com/watch?v=eJlePEWN4pA

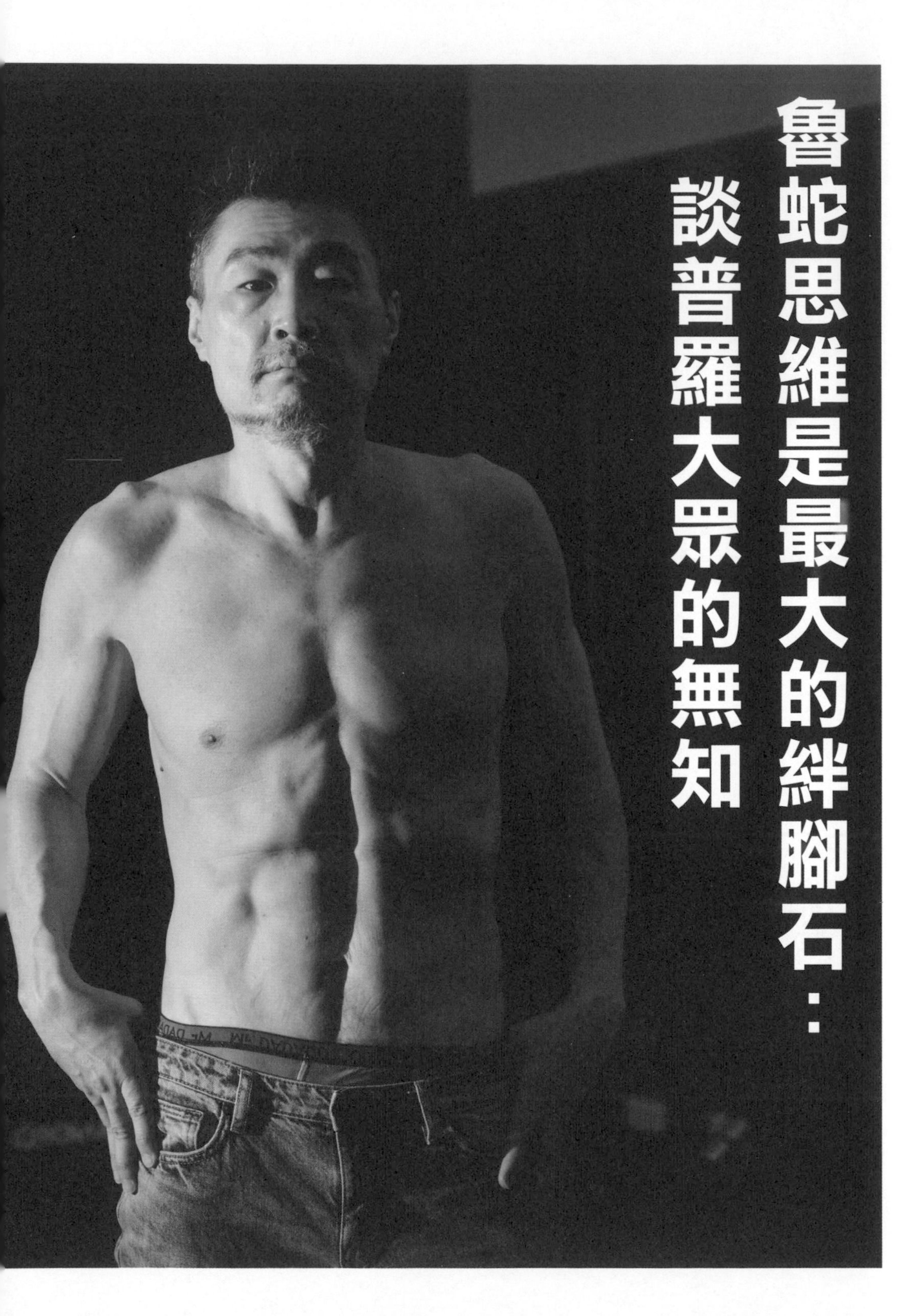

魯蛇思維是最大的絆腳石：談普羅大眾的無知

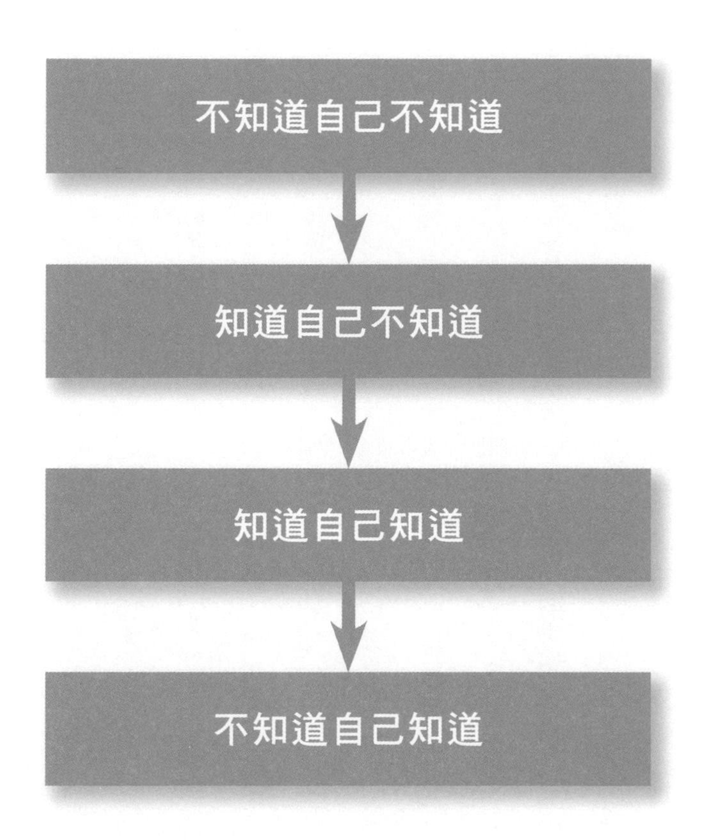

▲ 四類「無知」

無知初步可分為四類：「渾然無知」、「一知半知」、「人知亦知」，和「自以為知」。第一種人，連自己無知都不知道，老實說也挺少。九成的普羅大眾都是「一知半知」或「一知半解」的人，他們又知，又不知。只知道一些，但知道的那些其實也沒路用，這類的人通常很膚淺，被標題黨蒙蔽，沒有花費時間心力去深入了解，就信以為真。至於「人知亦知」，知道的也沒比較多，也不願意驗證所接收到的，取得的都是二手資訊，網路上的垃圾和假資訊太多了，取得資訊的管道越方便，越會出現這類現象。

撇除無心無意散播假資訊的人來說，存心存意要散播假消息的人，都有明確的目的，就是要害人上當。末世的假先知太多了，真正的先知應該挺身而出。說來無奈，真先知要冒著被人攻擊與迫害的危險，而假先知與無知的人卻沒有任何風險。話雖如此，我還是會繼續傳福音，弘揚真理和逆轉之道。人是「回不去」的動物，例如很多人說我的牛肉有「毒」，讓人上癮，吃了就回不去。其實是發現自己以前吃的牛肉，可以說是假的牛肉，你不會想再吃那些假肉、組合肉或劣質肉。當你逆轉成功，不再需要吃藥，你就不會想回到過去被藥物綑綁，被疾病折磨的人生。當你的事業逆轉，你也不會想回去過毫無盼望的苦日子。當你得知真理，你就不能忍受假的道理矇騙大眾。

現代人很矛盾，每天拿著手機，看一堆新聞跟資訊，似乎很好學，但毫無辨別能力，自以為知。常常都缺乏過濾的篩子，好壞不分，真假不辨。越無知的人，越容易被恐嚇，受到驚嚇。那些標題黨，用幾個駭人聽聞的聳動字詞，就照單全收完全相信並且照做。換句話說，當你真正有了辨別資訊的能力，你就不會被恐嚇，不容易擔驚受怕。

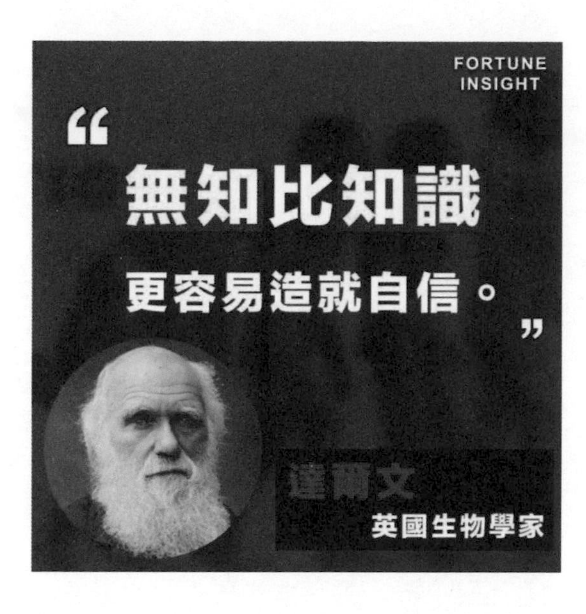

為什麼特別要提及這些無知的普羅大眾？因為他們滿街亂跑，像病毒一樣傳來傳去，越來越多人跟著以訛傳訛。真理是唯一的解藥，但這九成的無知者，都能獲得解藥嗎？先知們的嘆息，古今皆同。我偶爾也會沮喪無奈，幸而越來越多的神奇逆轉案例，讓我的心情平復許多，能繼續往前走。雖然隔沒幾天，我的心緒精力又被廣大的無知者耗盡……好想不要看診喔！整天面對這些無知者，我都好想嗆他們到底哪來的自信？如同達爾文（Charles Robert Darwin）所說：「無知比知識，更容易造就自信。」

你要不要看看身邊哪些人，符合我形容的嘴臉？那些專家，教你怎麼吃，教你怎麼養生……他們比扯鈴還扯，鬼扯無極限，你也被騙得很開心，那就不能怪我嗆你北七，是你自己選擇當無知者的，我早就把真理告訴你了。還有一些「不知道自己不知道」的人瞎扯說：「每餐吃到飽、吃到撐的人胃會撐很大；太多餐不吃胃會縮小。」到底是誰教你以為胃和橡皮筋一樣，說撐大就撐大，說縮小就縮小？如果胃可以跟橡皮筋一樣，那你的心臟要不要也來試試看如何撐大和縮小？閉嘴，別再鬼扯了！

這樣的無知者多如牛毛，我想引用〈哥林多前書〉第二章十四到十五節所言：「然而，屬血氣的人不領會神聖靈的事，反倒以為愚拙；並且不能知道，因為這些事唯有屬靈的人才能看透。屬靈的人能看透萬事，卻沒有一人能看透了他。」看透這個字在《聖經》原文中是discerned，屬靈是spiritually，屬靈的人就是能辨別的人，所以才有看透的能力。如同我冷眼旁觀那些無知者的謬論，我能看透一切，但他們卻無法分辨真理，不懂我在說什麼。他們說少吃就好，我卻說不吃可以解決問題，因為在他們的認知裡，沒有「不吃」這個選項。當我提出了「不吃」的選項時，他們嚇得跟什麼一

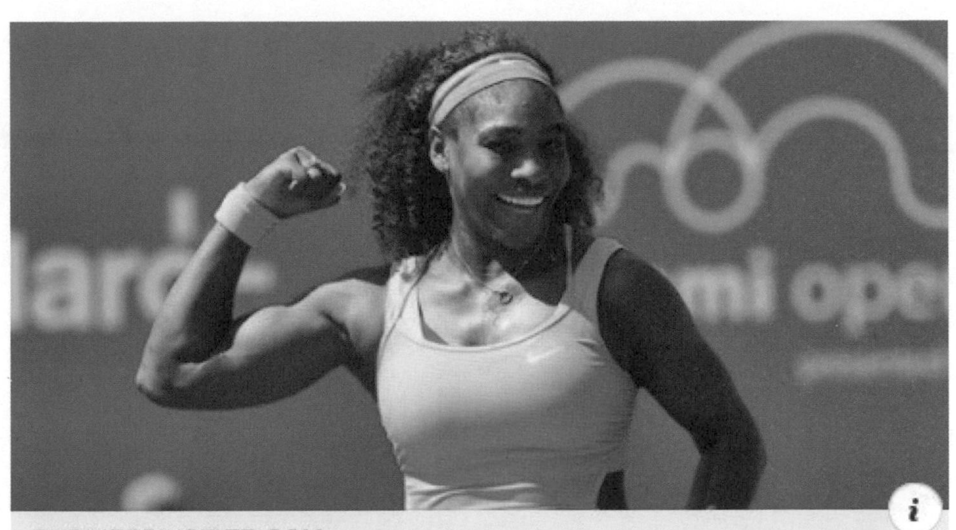

樣，無腦的犧牲者，可悲啊！而且，你不知道從小到大，被教育必須吃早餐，是麥片公司砸重金打造的騙局吧，還說什麼早餐要吃得像皇帝。

前兩天我才在演講時說臨近比賽或重大事件，例如表演或演奏之前不該進食，應該等到比賽獲勝後再吃大餐慶祝，一篇關於網球名將小威廉斯的訪談中，完全印證我的理論是真理！**Before a game, Williams "usually can't" eat and says it may be down to nerves.**

在我的案例中，有一位四十八歲的女性企業家，二十二歲時背部受傷，最近大腿骨折，卻可以一百天跑一百個馬拉松！也有一位六十三歲的大哥，看了鋼鐵醫師的 YouTube，半馬前一個晚餐禁食，比賽當天早餐禁食，只喝一大杯黑咖啡，卻創下個人最佳紀錄兩小時零六分完賽！收到這個見證的當天，我受到極大的激勵，也創下跑步機紀錄六十五分鐘跑十六點二公里，相當於兩小時五十五分三十一秒跑完全程馬拉松！

他們都能跑，你還有什麼藉口？

What's your excuse?

如同「少吃」跟「不吃」只有一字之差，卻只有百分之一的人選擇不吃。屬靈的人看這些屬血氣、必須要吃的人，已經看透了他們的未來毫無逆轉的機會。屬靈的人不是指那些讀經禱告的人，而是能分辨的人。回過頭來說，你其實不是真的無知，你只是沒有辨別的能力。我開創業課時遇到兩個年近半百的學員，他們說只要看到課程，就去報名就去上。我一聽就知道，又是兩個無知者，果然從他們的發問，更確定我的判斷正確。這樣的人並不具有智慧，只是到處接收垃圾罷了。聽信了專家，跟著做，結果滿身是病。找我逆轉，卻連最基本的禁食都做不到？還是算了吧！當你不知道的時候，我告訴你，但你願意改變嗎？相信才能改變。

我想告訴你分辨真假有多重要，你選擇當屬靈的人，有智慧的人嗎？

智慧是高於智商的，我喜歡〈哥林多後書〉第四章第十八節所言：「我們所注重的不是看得見的，而是看不見的；因為看得見的是暫時的，看不見的卻是永恆的。」主流醫療是看得見的，逆轉是看不見的，你能分辨嗎？無知者往往認為看得見的比較重要，但卻不明白真正的智慧，是看不見且永恆的。屬血氣的人總是選擇看得見、摸得到的，屬靈的人不需要。

上帝你看得見嗎？但我們卻能感受祂的恩典無所不在。如同〈約翰福音〉第三章提到的故事，有一個名叫尼哥底母的法利賽人，他在尋求真理，拜見耶穌時，耶穌告訴他：「人若不重生，就不能見神的國。」尼哥底母當然聽不懂，又問祂：「人已經老了，如何能重生呢？豈能再進母腹生出來嗎？」耶穌回答人的重生是從聖靈而來，因為從肉身生的就是肉身；從靈生的就是靈。

我們當然會和尼哥底母一樣，覺得：「怎能有這事呢？」耶穌以風比喻，風吹是看不見的，但看到搖晃的樹葉，感受到身上的清涼，就知道有風。看不見，但感受得到。耶穌已經教導我們尋求那看不見的，因為這才是永恆。如同真理，看不見，但能夠感受和驗證。將「無知」變成「知道」，因此得救，因此逆轉。如同我在《笨蛋，問題都出在營養！》中，提到最難逆轉的是無知。

無知的魯蛇思維最可怕，遍地開花，到處都是，偏偏這些人又很玻璃心，就算不是針對他，也會對號入座，非常在意別人對他的看法，總是想知道別人說他什麼。只會討拍、取暖、索要愛的鼓勵。我也有不少這樣的客戶，有身心科的症狀，整天說一堆有的沒的，一下說家人不讓他跑步，一下又說他只能半夜偷偷跑步，其實我看他也沒濫跑。而且為什麼要半夜偷偷跑？到底是家人要逆轉，還是他要逆轉？那麼聽家人的話，找我諮詢幹嘛？跑了幾天，又說要開家庭會議，獲得家人同意。搞得跟公投一樣，大可不必這樣，腿在他身上，愛跑就跑，難不成跑幾步就會斷嗎？我沒徵求任何人同意，都跑了三十幾年，哪來這麼多廢話，這不就是魯蛇嗎？

反正不知道哪句話讓他聽了不爽，現在到處說我壞話。但你絕對想像不到，前一天他還歌功頌德，說我多麼厲害，逆轉給予他莫大幫助，要在教會分享；隔天他就退出群組，到處說我騙人……這反差之大，令人百思不得其解。好吧，只能說他可能受到魔鬼的攪擾吧！除了逆轉，我想他應該還需要把身上的鬼趕跑。這樣夠令人無言以對吧，幸好我不是魯蛇，沒有玻璃心，不然早就滿地碎玻璃。

當心魯蛇，如同地雷，哪天踩到，會爆炸受傷。魯蛇未爆彈，不可不慎。當然你可以說不要接觸這類身心科的患者，可是我也真的成功逆轉過精神分裂者啊！第一章提到的案例J女士就是。

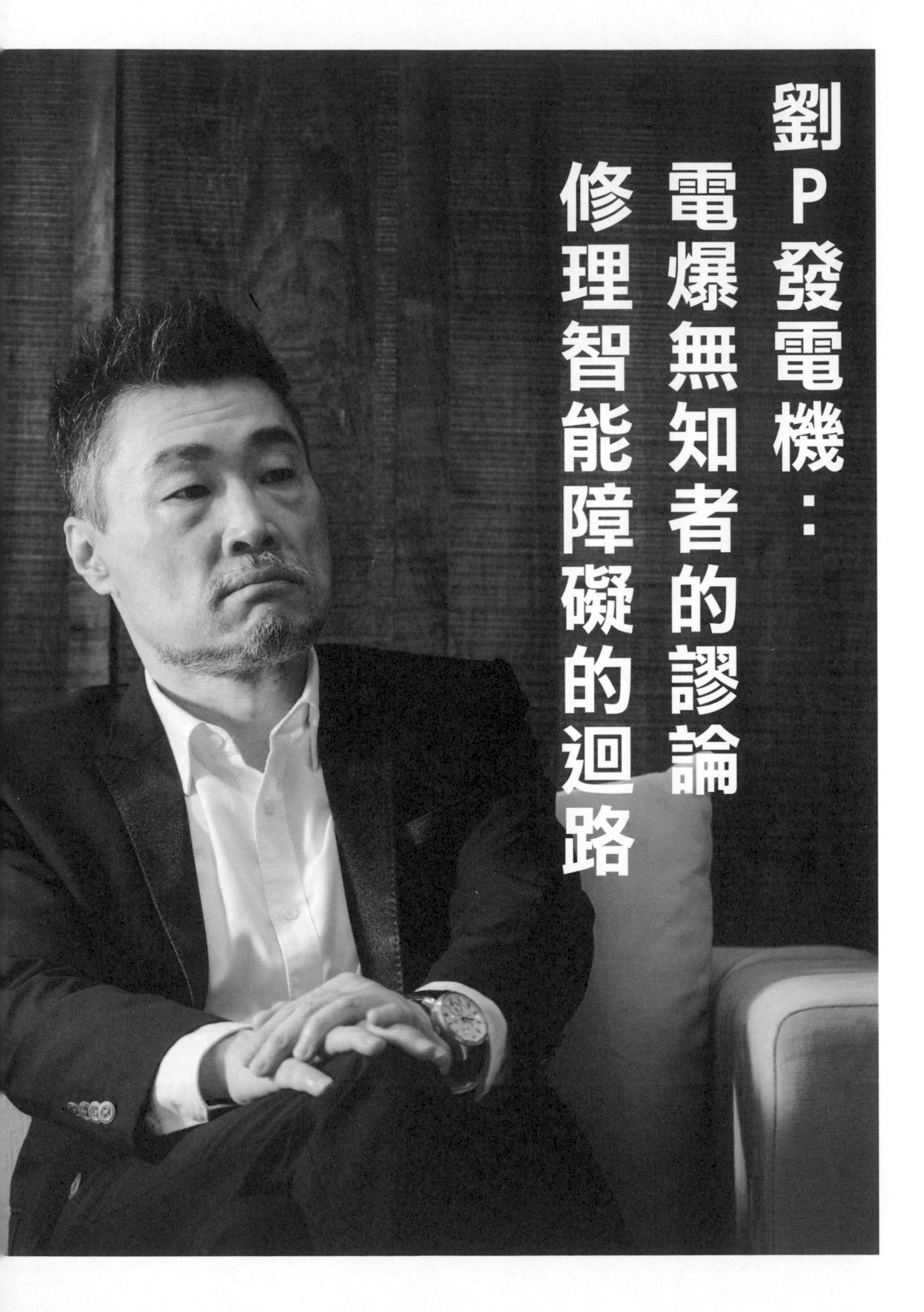

劉P發電機：電爆無知者的謬論 修理智能障礙的迴路

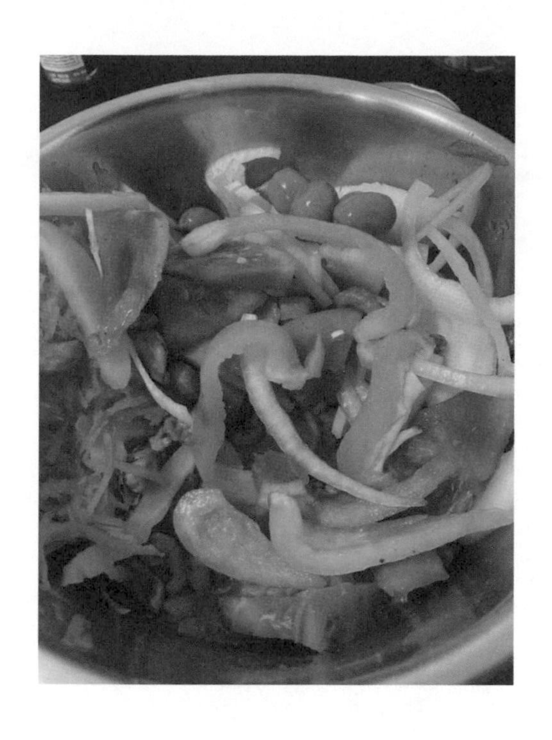

既然你誠心誠意的來踢館了，那我就大發慈悲的修理你吧！先上一張圖給大家看看，大家就會知道，我每天都被哪些無知或智障的問題淹沒。

這是我某天在臉書貼出來的生菜沙拉，居然有人問：「胡蘿蔔要煮熟嗎？」拜託你，不要再問了！生菜當然是生的，難道有不冰的冰塊嗎？我的老天鵝，所有的智障都跑來我這裡了嗎？怎麼一直問「胡蘿蔔是否煮熟」這種問題，而且還鬼打牆，一直問、一直問？這樣你還能怪我態度不好？不要懷疑，我真的每天都被這些無知的問題弄得理智斷線。現在，你知道為什麼我要電爆無知者的謬論，修理智能障礙的迴路了吧！

還有人常常沒頭沒尾的丟訊息問我，而這些問題，我之前的著作都解答過，所以回答：「我的某本書已經解答了。」沒想到對方說：「我懶得買書來看，直接問比較快。」沒禮貌兼搞不清楚狀況的白目，你哪位？你是我的誰，你是我家人嗎？我有義務回答你嗎？我欠你的嗎？你隨便問一句我要講到死嗎？我明明花費那麼多心力著書立論，一本書就能解答你所有問題，你卻連買本書都不肯，我的專業不值錢嗎？那我出版要幹嘛？我好不容易熬出一本書，花費那麼多隱形成本，現在你只要用一本書的價格，就能買到我的畢生心血，你還這樣糟蹋！你以為憑空就可以生出一本著作，這麼容易？那你來寫給我看啊！

我跟作家朋友，也是我的執行主編林思彤開會時講到這件事，她說：「你現在身為排行榜暢銷書作者，超有感吧！我也常常遇到有人叫我送書給他看，我都回答：那你家種的水果要不要送來給我吃吃看？」就是啊，常常來找我諮詢的人，都要我送書給他，我都很直接的拒絕。我的書沒在送的，一本書才多少錢？你一餐吃喝玩樂的錢都可以買齊我的著作了，還有臉講你懶得買書，懶得看書？如果你支持我，就更要買書！再說，我的書暢銷不是新聞，不可思議的是《笨蛋，問題都出在三餐！》已經熱賣兩年多，今天的暢銷書排名還緊咬《笨蛋，問題都出在營養！》，可見除了台灣以外，全世界華人都在買；也可見吃滿三餐所造成的問題有多麼嚴重，代謝性與慢性疾病靠吃藥無法搞定的窘境有多麼急迫。當初寫書只是單純覺得：「怎麼沒有人發現吃滿三餐有多麼錯謬？」如今無數逆轉案例如雨後春筍般冒出，讓我十分欣慰、竊喜，甚至狂歡，感謝大家支持，更感謝上帝賜福！

但話又說回來，你知道，人不要臉的程度，總是超乎想像。常聽到有人說：「你都收我四千元了，送本書又沒關係。」拜託，這四千元是明碼標價的諮詢費，又沒包含購書費。而且，找我諮詢跟要我送書有關係嗎？奇怪咧，你去跟律師諮詢時，怎不要求律師送你贈品？不要跟我講你都花錢諮詢了，你都怎樣怎樣了，我送你一本書又沒差。講真的啦，我送你，你不會看，你自己買，你才會看。真正的支持，真的不差買書的小錢，但從這個地方，就可以看見你的魯蛇思維。我遇到所有真心想要逆轉的人，都讀遍我所有著作，看完我所有演講影片。我很願意幫忙大家逆轉疾病，否則不會放這麼多免費資訊在 YouTube 上，另外出書每本也沒多少錢。所以統整一下，以下幾種人真的令人無法領教，想打退堂鼓：

1. 冒失鬼：完全狀況外還自以為是，說我是冒充鋼鐵醫師的大騙子，還必須接他電話，#%^*&!
2. 貪小便宜的：不看 YouTube、不買書、連臉書發文也不爬，直接留言要免費諮詢，我欠你嗎？#%^*&!
3. 無知蠢蛋：無知者並非沒受教育，而是不知道自己不知道、自以為知道的人，腦子裡裝的都是垃圾資訊，無法謙卑倒空學習，怎麼教都學不會，#%^*&!
4. 道聽塗說的：到處聽、到處上課、到處閱讀；不代表懂、不代表會、不代表得智慧、不代表得知識、不代表變聰明，不代表……#%^*&!

我還收到不少奇葩訊息，例如：「劉醫師您好，請問網路上冒用您名義賣的那些產品，實際上有用嗎？您有推薦可使用的嗎？因為我媽媽有相同的症狀，看醫生未見改善，長期被病痛折磨，我一直在找相關的有益產品，期望能幫助她。可否請您給些建議呢？謝謝。」類似這樣的訊息很多，以下我統一回答：

這種騙人的產品有什麼屁用？干鋼鐵醫師什麼屁事！都已經知道是冒用鋼鐵醫師的名字了，還問我有沒有使用，你腦袋有洞嗎！腦子是好東西，為什麼你不用呢？就是有這種無知的人，這種智障產品才有錢可以騙啦！每天電爆智障，電到我的心跳都快牙起來了。

現在，你知道為什麼別人可以逆轉，而你還是魯蛇了嗎？你被電爆也是剛好而已。唉，每天遇到太多的無知和智障，也讓我越來越不想諮詢了，太累了，差別只在於小智障、中智障和大智障。畢竟無知的表現方式無奇不有，我還是專心著書立論，這比較有成就感，又不會遇到智障。雖然走在逆轉之道很孤獨，不過也讓我想起謝淑薇的故事，她在毫無品牌代言贊助下，孤獨奮戰精神令我敬佩！就是如此不服輸的風骨，不管其他人對她的看法是如何，努力發揮出自己實力，最後贏得尊敬！

耐不住孤獨，何來的成就？
耐不住批評，何來的自在？
耐不住壓力，何來的桂冠？
耐不住看雖，何來的暗爽？
耐不住酸語，何來的竊笑？
耐不住辛苦，何來的豐富？
耐不住鍛練，何來的獎賞？
耐不住痛楚，何來的書胡？

耐住寂寞，守住繁華；不願堅持，莫想收穫。

關於運動員的案例還有很多，例如 NBA 球星威廉森（Zion Lateef Williamson），日前受訪時表示，他在高一時只有一百七十五磅，沒想到兩年內體重暴增至兩百五十磅，而且最犯規的是，速度和彈跳力沒有因此打折扣，威廉森說道：「人們總是要我注意體重，但這些重量反倒讓我變得更快、

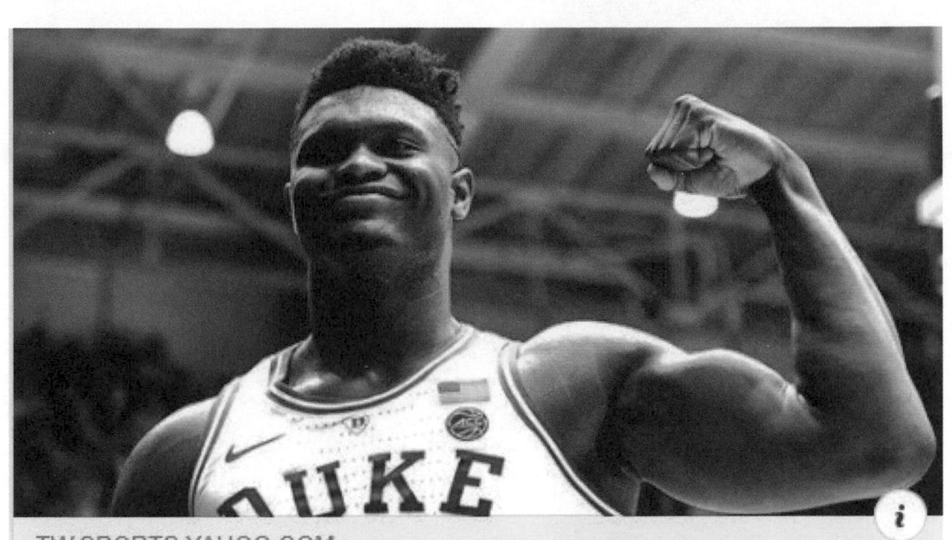

更強壯，也進化成一個更全能的球員。」

他的體重增加，但速度更快、彈跳力未打折扣，連知名品牌的運動鞋都因為承受不了他的超強爆發彈跳力而整雙爆開，可見他已經像是生化人等級的怪物，堪稱詹皇接班人，值得持續追蹤關注。年輕的確是本錢，但長時間過重在NBA高強度的訓練與比賽壓力下可能很容易受傷，是必須小心謹慎的地方。他以為自己這樣的體重很可以，但我去年二月份在臉書上已經預言，以他的身材和體重，必定會受傷，果不其然，沒多久後就傳來他在熱身賽時受傷，一直休養到今年一月才上場。以他的身價，少打幾場球，損失難以估計，而且一再受傷，對於他的球員生涯也有影響。這件事情告訴我們，真理就是真理，就算仗勢年輕力盛，終究還是得為自己的選擇買單。

再提到詹皇（LeBron Raymone James Sr.），連他這樣頂級球星也會遇到過重、肥胖問題，他需要我的服務。肥胖是他腹股溝受傷的原因（之一），抑或腹股溝傷勢造成無法訓練、比賽而肥胖？湖人隊球團為了詹皇的傷勢傷透腦筋，他們需要鋼鐵醫師的意見。但減肥也不是那麼簡單的事，就算沒有三高、糖尿病或心血管疾病，也切記不要擅自減肥，原因是：

1. 一知半解，越減越肥。
2. 不得要領，九牛二虎。
3. 自以為懂，沾沾自喜。
4. 少量多餐，適得其反。
5. 胡扯瞎搞，自欺欺人。
6. 老生常談，例如少吃多運動，讓你屢減屢敗。
7. 不知危險，反得重病，例如中風、心肌梗塞。

回顧逆轉之路，我沒有什麼比人強、比人優秀之處；如果有，大概只有比一般人更懂挨餓，以及數十年堅持健身濫跑，香港首富李嘉誠曾經在訪談中說：「所有優秀背後，都是苦行僧般的自律！」這句話道出鋼鐵醫師的心聲：不要做慾望的奴隸，自律可以令我們活得更高級。一個自律到骨子裡的人，看上去大多是無趣的。這樣的人，不僅看起來無趣，甚至感覺有自虐傾向，活得一點都不灑脫和自由。但真實情況是，自律的人比不自律的人要自由得多。如果你總是隨心所欲，講究及時行樂，不知道努力，別人玩你也玩，別人努力你還在玩，依舊放縱自己；那麼如此不自律的你，現在看似是自由的，但你會發現自己越活越沒有自由，沒有選擇的資本。越自律，越有話語權，身體和人生都是如此。一天、兩天看不出來，一個月、兩個月也許還是看不出來，但是一年、兩年，甚至十年、二十年，自律的人和不自律的人，終將走上截然不同的道路。安逸足以使人軟弱。安逸的生活中最容易讓人喪失鬥志。在一份世界調查報告中，發現百分之七十五的人最後悔的事，就是年輕的時候沒有好好努力，以致於一事無成。

有些人會說天氣太熱，跑不動；那就去到健身房冷氣開強一點跑！誰還在扯開冷氣運動不好？難道要到外面跑到中暑？還有那些自以為知道的人說：「運動完一定要補充蛋白質，否則肌肉會流失。」別再扯了！我健身完不但不補充任何東西，而且都連續禁食四十八小時，請問肌肉流失到哪了？照這樣講來我早就人間蒸發了吧！真是胡扯瞎扯無極限！你還在相信禁食肌肉會流失的說法，聽信健身教練，每天吃六餐，還要喝高蛋白的謊言嗎？說你無知，你還真的：

渾然不知
不知不知
一知半知
自以為知
人所皆知
人知亦知
自知不知

你不知道很多都是健身房或健身教練賣乳清蛋白的話術，就是叫你要吃，你才會買相關產品。而那些健身教練真的懂嗎？不要以為練成大隻佬就是健康，還好館長沒硬拗，承認自己健康出問題……找館長只能增加體脂肪，找鋼鐵醫師才能降！

等我，鋼鐵醫師健身中心即將開張，讓我告訴你如何逆轉！

正好前幾天朋友R君對我說：「講到禁食，我快被口水淹沒了。都不敢再跟別人提了，自己做就好。今天因參加訓練，又談到飲食規劃，一直在談吃多少鹽、多少蔬菜……光是算這些東西就昏頭。我就跟他們說我不吃了，結果被一群人唸到臭頭。說什麼不吃會營養不良啦！不吃會出問題啦……」從R君所言，就可以看到無知多麼氾濫。這就是無知的鬼打牆論調，習慣就好，視而不見、聽而不聞就好；鋼鐵醫師說什麼照著做，保證逆轉。至於無知，就讓他們繼續無知下去吧！

你還在相信：「吃這麼多紅肉會致癌。」你三餐照時間吃才會吃出病來！「都不吃蔬菜不健康。」蔬菜可以隨意吃，油肉卻不能不吃！「吃那麼多肉，膽固醇、體脂肪會高。」你吃澱粉體脂肪才會高！反觀你都吃蔬菜，體脂肪卻超高；我都吃牛肉，體脂肪卻超低。你繼續吃下去只有「非常胖」、「爆炸胖」和「宇宙胖」的差別；掌握禁食秘訣後卻怎麼吃也不胖，體脂肪還是個位數，縮放自如。你繼續吃澱粉，鋼鐵醫師繼續吃油肉，you are what you eat. 看你長怎樣，就知道誰吃對誰吃錯囉！

吃對：不吃零卡禁食，上天堂。
吃錯：照三餐吃到滿，下地獄。
吃對：油肉，上天堂。
吃錯：澱粉，下地獄。

你吃對了嗎？你自由嗎？你還有什麼藉口？

學學獅子，牠們一週一餐，科莫多龍一月一餐。牠們的體力和熱量需求，都比人類高很多，所以請你告訴我為什麼你需要一天吃三餐？也不要跟我說：「獅子那一餐吃了一週。」、「獅子一週一餐但壽命很短。」這種鬼話，真的只突顯你的無腦。獅子那一餐吃了一週……我怎麼不知道獅子有冰箱，可以冰一個禮拜的糧食，而且獅子吃飽了，牠沒有老婆小孩要養嗎？

你只知道獅子大開口，不知道獅子家族的獅口眾多；還有，獅子是在逛便利商店嗎？隨時有獵物可以捕獵？再者，就是因為飢餓，才使得獅子在捕獵時有冷靜的頭腦，縝密計畫如何獵捕，伺機而動，還有銳利明亮的眼睛，和超強的爆發力。牠吃飽就懶洋洋，只會睡覺，沒看過真實的獅子，那你也看過貓吧，同是貓科動物，舉一反三很難嗎？最後，我有在跟你討論獅子的壽命長短嗎？你不知道野外生存有多難？獅子已經算很長壽了。這些鬼話牛頭不對馬嘴，根本沒就主題討論，可憐哪！無知者連思考的能力都沒有。只能說果然是魯蛇，整天吃飽飽，沒有贏家的「獸性」，沒有贏家「餓」出來的能力。由此可知：

懂健身不見得懂健康，健身教練不見得懂健康，上過幾堂課就敢說「懂」，我也是醉了。醫生不見得懂醫病，營養師不見得懂營養。高智商不見得懂智慧，我從許多沒有讀書的人身上看見智慧。所以你真的懂嗎？〈路加福音〉第六章三十九節：「**耶穌又用比喻對他們說：瞎子豈能領瞎子，兩個人不是都要掉在坑裡嗎？**」瞎子領瞎子，瞎扯領被扯。不要看我現在動不動就電爆無知，以前也曾自以為是，後來發現自己大錯特錯。錯了該怎麼辦？知錯認錯啊！認錯了，然後呢？認錯要悔改啊！我悔改後的結果就是現在的傲人身材。犯錯不可恥，不悔改才沒救！這些都是《聖經》教我的。

你會發現贏家和魯蛇的對話通常是這樣的：

贏家：努力鍛鍊！

魯蛇：我沒辦法！

贏家：日復一日、週復一週、月復一月、年復一年，始終如一、貫徹到底。

魯蛇：為什麼永遠要做同樣的事情？不會無聊嗎？不能變換花樣嗎？

贏家：that's why you're a loser!

魯蛇：（被電到飛起來，崩潰大哭）

成功的人就是懂得堅持到底啦！你知道你是魯蛇，你要悔改嗎？如果你想逆轉，請你堅持！堅持不到底不叫堅持，意志力只能撐三天，後續沒有紀律執行規劃，是不會成功的。我常常看到一些人，剛開始做得還不錯，一直發文炫耀展現成果；過一段時間，不見文也不見人，銷聲匿跡；再一段時間發現又胖（病）回去，之前減的又吐還，打回原型再多送幾公斤……是不是像在說你？逆轉本來就不浪漫，是無價卻非廉價，得付上代價的。沒有人喜歡吃藥，但不吃藥就必須禁食、濫跑與營養處方。堅持不見得成功逆轉，但逆轉沒成功一定是沒堅持到底。

我對不願意堅持的人沒啥耐心，只用以身作則、奮鬥不懈、篤信逆轉來鼓勵瀕臨放棄的人，要命就拚命吧！看看連時裝大咖、車位大王、地產大哥、各行各業大老闆都受惠，做醫美，但自己肥胖卻減不下來的醫生都求助於我，讓我受寵若驚之餘還是感謝上帝！不怕你不屑不鳥，也不怕你不理不睬；逆轉是留給全然相信的人的美妙厚禮。鋼鐵醫師對這樣的真理追尋者彬彬有禮，對無知卻自以為是者只有電爆踩扁！

所以不要再勸我和氣生財，圓融處事，叫我不要個人色彩太濃厚，我就是個人色彩濃厚，才這樣受到鋼鐵粉的愛戴！我就是直言敢說，不吐不快，沒在怕得罪人。我寧願得罪你，而讓你獲得逆轉；也不要讓你覺得我人很好，但對你的逆轉毫無幫助。同樣的，「人很好」在我這裡也不是一句誇讚，只說明這是個爛好人罷了。我就是「歹鬥陣」，我本來就沒朋友也不需要朋友，但還是有很多人要我加他們好友啊，因為逆轉之道真的救了他們。也不要說我囂張，說我跩，拎北以前過得多慘多辛苦，都寫在《逆轉，由不得你不信！》，想知道的人自己去買書來看，反正：

拎北從來沒奢求任何人喜歡我，滾！

拎北也不需要無知智障的喜歡，滾！

拎北更沒求你看我的書和影片，滾！

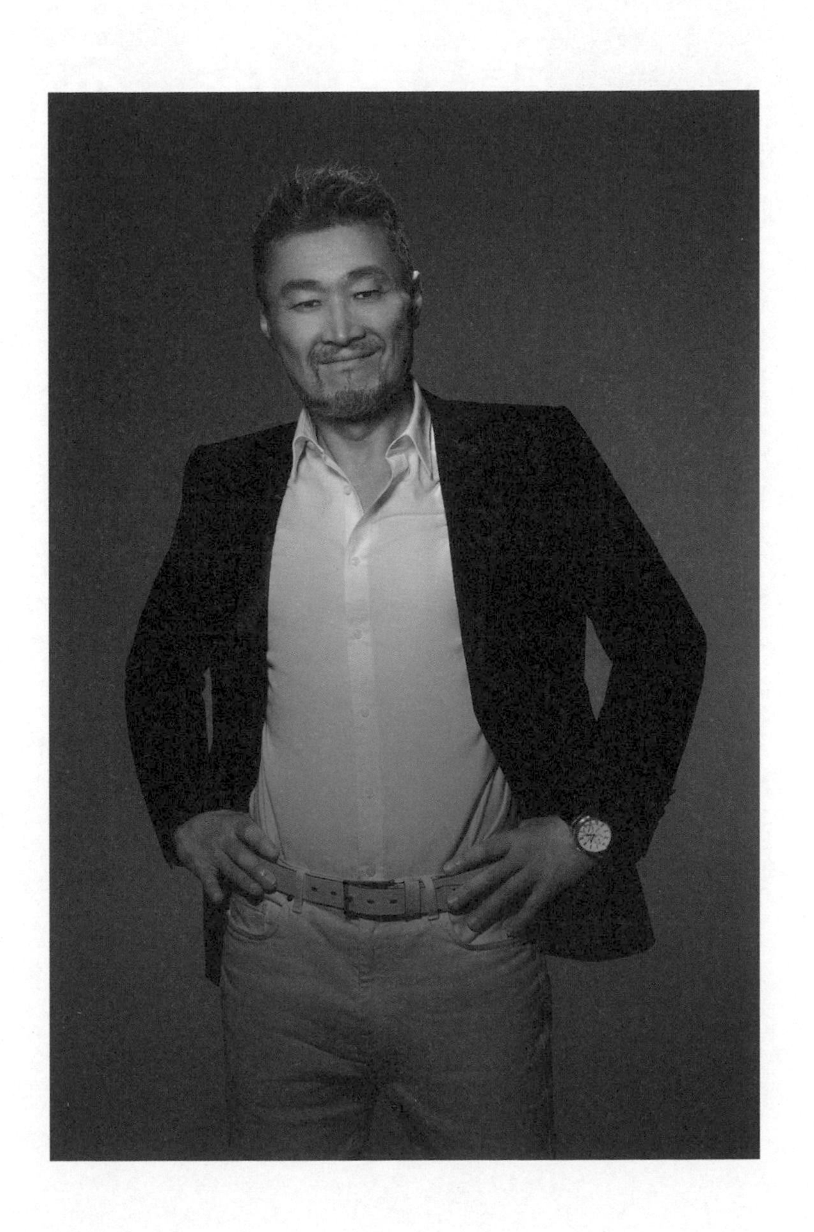

Chapter 3——為什麼逆轉是真理？鋼鐵醫師教你如何讀聖經

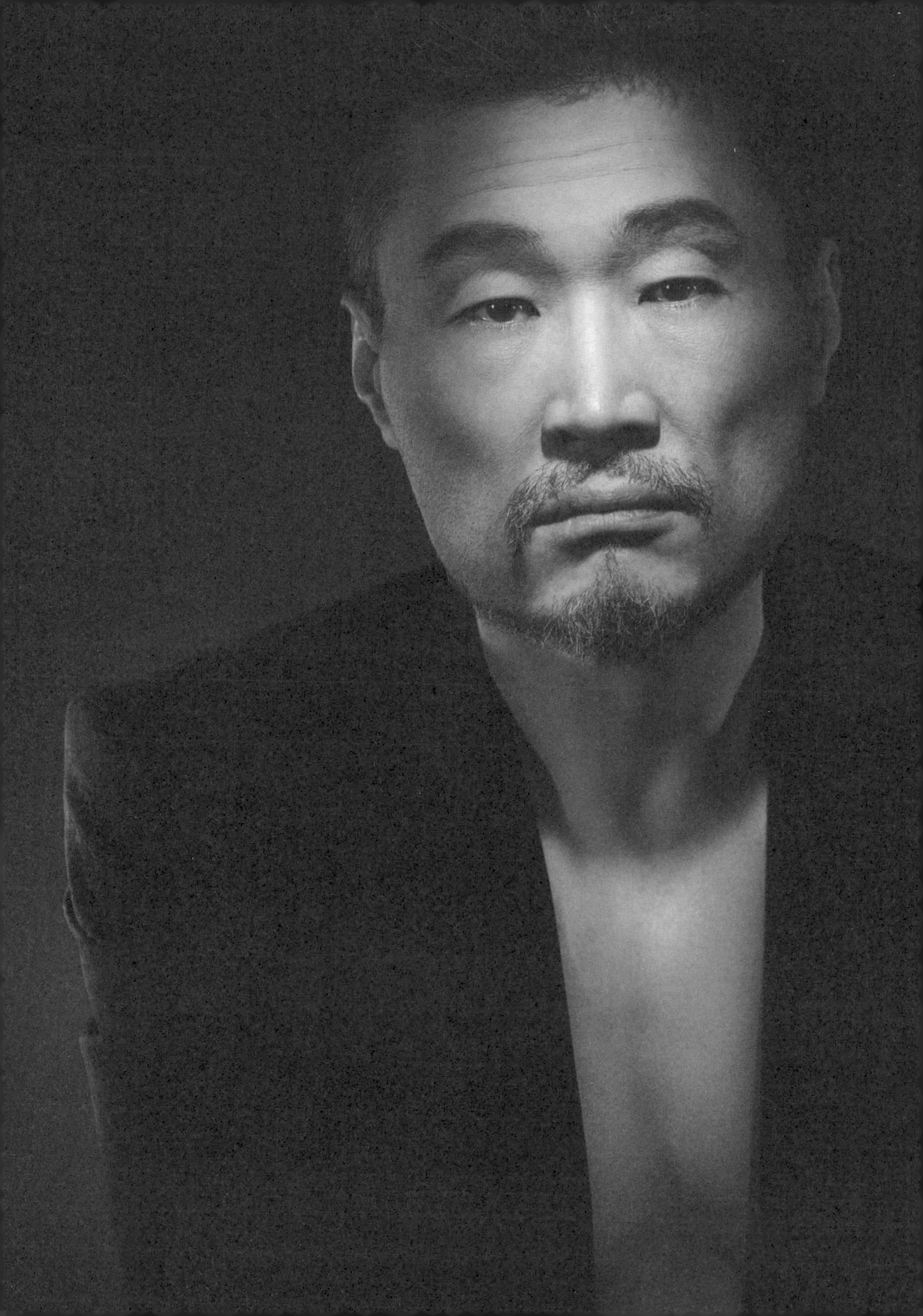

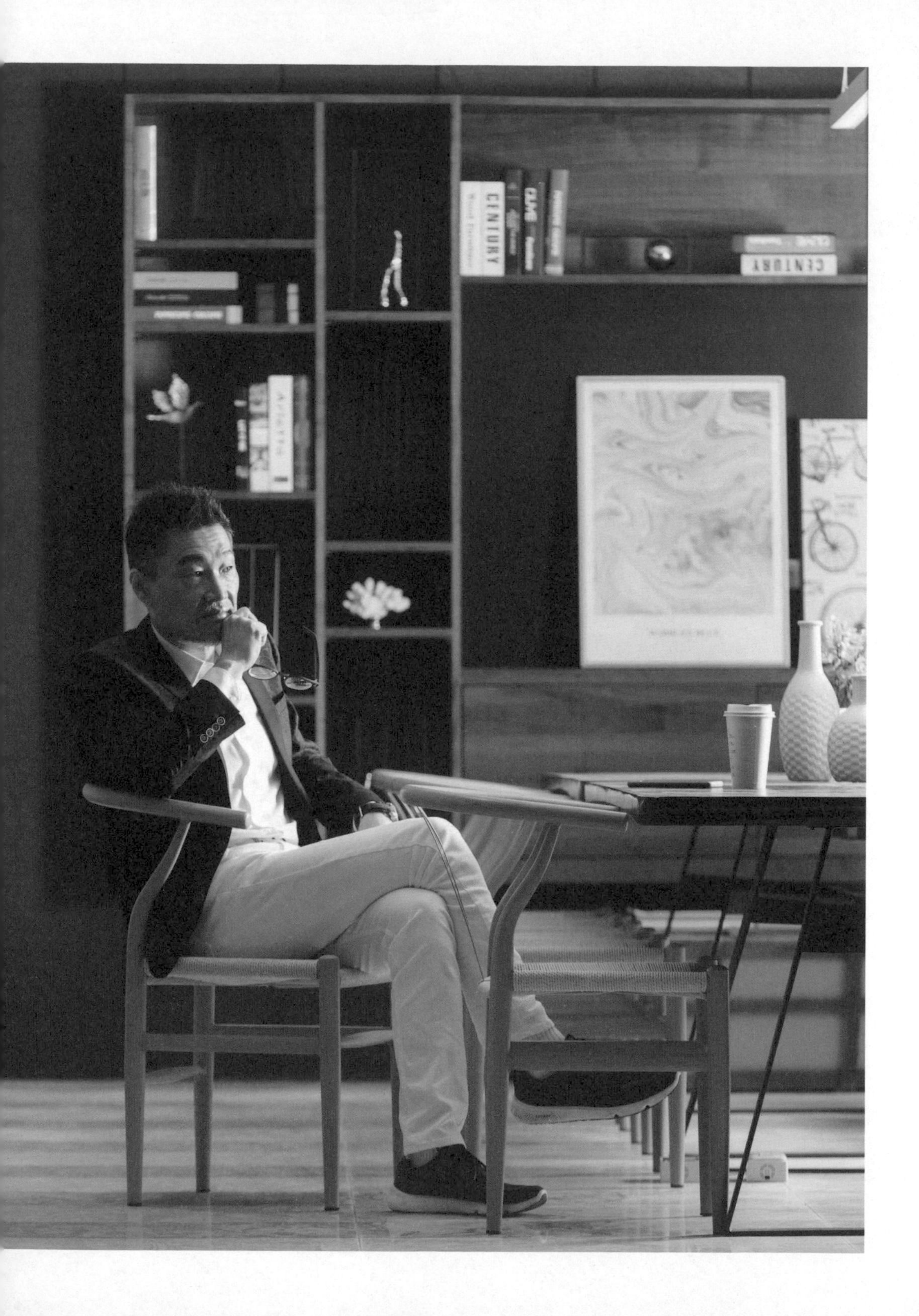
CENTURY
CENTURY

為什麼逆轉是真理？鋼鐵醫師教你如何讀聖經

很多人喜歡看我每天在臉書分享的讀經心得，但卻說讀不懂。讀不懂就不讀，是魯蛇的反應。反觀贏家，越不懂越要讀，讀懂，讀透。為什麼你讀不懂《聖經》，讀不到逆轉的訊息？現在，讓我教你讀懂《聖經》，認識這位至高無上的神，得到智慧。

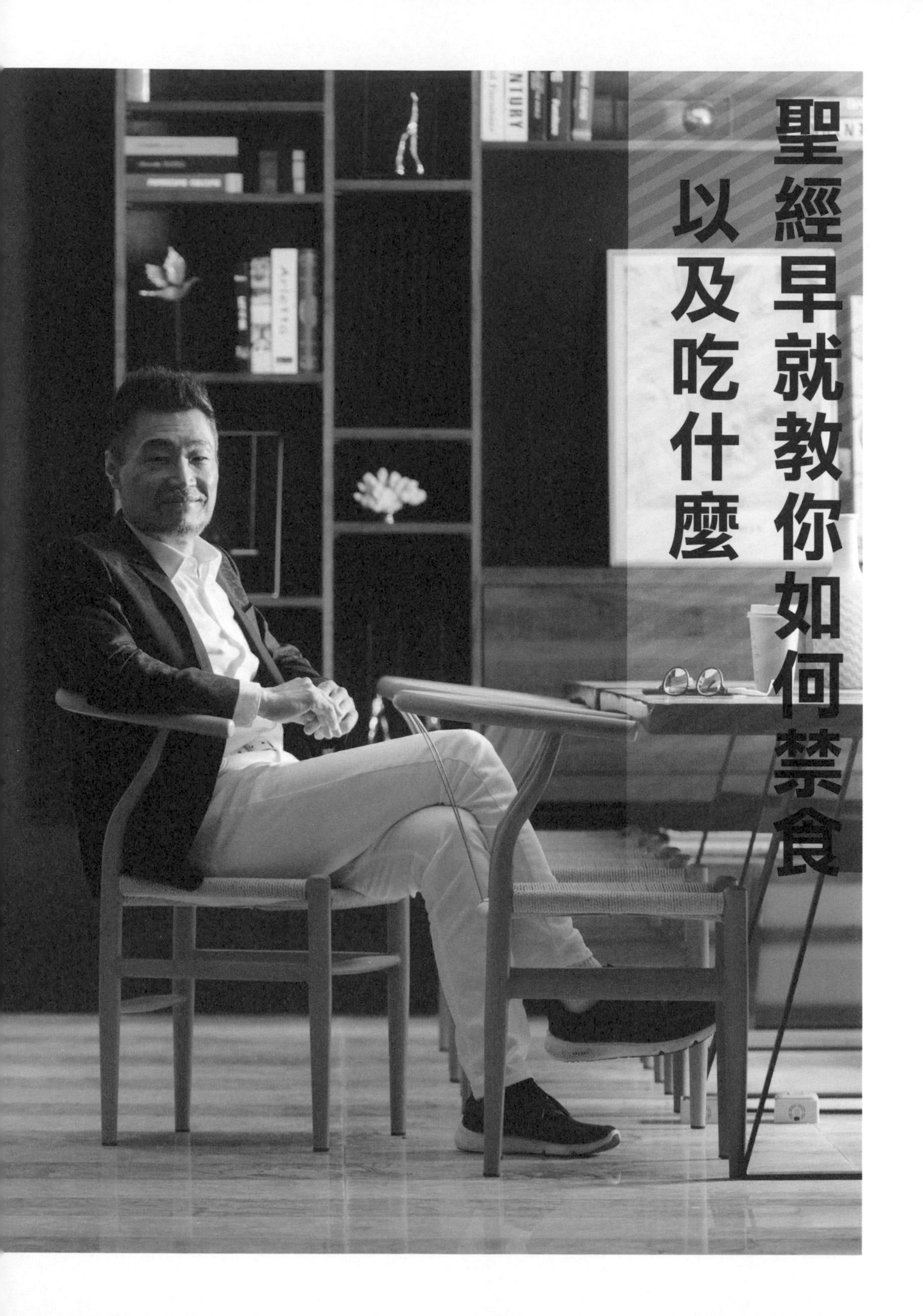

聖經早就教你如何禁食以及吃什麼

〈路加福音〉第七章三十三到三十五節 施洗的約翰來，不喫餅，不喝酒，你們說他是被鬼附著的。人子來，也喫也喝，你們說他是貪食好酒的人，是稅吏和罪人的朋友。但智慧之子都以智慧為是。

施洗約翰是很懂得禁食之道的人，當他禁食的時候，人們都說他是被鬼附身了。我們施行間歇式禁食的人，不也會遇到同樣的質疑？甚至覺得我們瘋了。人子來，也吃也喝，反而被人認為暴飲暴食。然而智慧之子都以智慧為是，讓愚蠢的人愚蠢下去吧！我們知道自己做的是對的，對於笨蛋，也沒必要解釋，白費口舌罷了！所以我嘲笑這些人只有兩種死法：嚇死跟笨死。禁食時不吃餅（澱粉），不喝酒（熱量），完全零大卡，旁邊就會有一堆自以為懂的人說屁話，諸如：「怎麼可以不定時定量均衡飲食？」、「這樣胃會壞掉」等等。我從主耶穌和施洗約翰身上，學到這些真理。解禁開吃大吃大喝時，同樣，這些愚蠢的人又會說：「怎麼可以暴飲暴食？」、「這樣吃輕則痛風、重則中風！」

〈傳道書〉第三章十二到十三節　我知道世人，莫強如終身喜樂行善；並且人人喫喝，在他一切勞碌中享福，這也是神的恩賜。

吃喝應該是「享福」，但現代人三餐定時吃滿吃飽其實是受罪。感謝上帝讓我老早發現此真理，早早進行每週六餐的規劃，並且嚴格與徹底執行，如今邁入第八年，每餐吃喝都達到極致享受，太美好了！對我來說，這是極致的享福。美食本就是享福，只是現在的吃法，反而令人充滿罪惡感。對於無法領受到美食是「享福」的人，我深深感到同情。好比勞碌中享福，不正如同從運動中，獲取享受美食的資本。代謝性疾病就是這樣產生，吃得越多越無法代謝。惡性循環之下，「吃喝」不再是「享福」。農曆春節期間，大家都在盡情吃喝玩樂，假期結束後煩惱不已，但我不怕，因為該運動、該間歇式禁食，我都做到了。我享受飢餓帶來代謝的紅利，我享受每次解禁後的吃喝，就是享福。

〈使徒行傳〉第十三章二到三節　他們事奉主、禁食的時候，聖靈說：要為我分派巴拿巴和掃羅，去作我召他們所作的工。於是禁食禱告，按手在他們頭上，就打發他們去了。

〈希伯來書〉第十三章七到九節　從前引導你們、傳神之道給你們的人，你們要想念他們，效法他們的信心，留心看他們為人的結局。耶穌基督，昨日、今日、一直到永遠、是一樣的。你們不要被那諸般怪異的教訓勾引了去；因為人心靠恩得堅固纔是好的，並不是靠飲食。那在飲食上專心的從來沒有得著益處。

聖靈選擇在我們禁食時對我們說話，因為禁食時頭腦最清醒清楚！
聖靈選擇在我們禁食時分派給我們任務，因為禁食時最有使命感！
聖靈選擇在我們禁食時打發我們去行動，因為禁食時最有執行力！

但是，你總覺得不吃飯頭腦最不清楚。

但是，你總覺得不吃飯甭談使命願景。

但是，你總覺得不吃飯什麼都做不了。

我只能說：那是你從來沒餓過。我餓了八年，所以我敢大聲說話！你行嗎？我既然傳逆轉之道，就不怕人留心看我是否做我所說的。這就是為什麼我平常標準不敢降低，長時間飢餓、拚命濫跑的緣由。如果有一天，又肥回上百，所有慢性代謝性疾病又纏身，那麼「劉氏逆轉大法」不過是騙人的道理罷了。市面上充斥各式各樣怪異的教訓，卻都圍繞在「靠飲食」似是而非的手法牢籠你的胃、捆住你的心；「逆轉真理」則讓人心靠恩典得堅固，不靠飲食、似非而是！

恩典才能堅固人，依靠飲食不能。

專心飲食得不著益處，禁食才能。

你若專心飲食，就會昨日、今日、一直到永遠、是一樣的——肥！

願昨日、今日、一直到永遠、都是一樣的耶穌基督，幫助祝福你！

〈哥林多前書〉第六章十二至十三節　凡事我都可行，但不都有益處。凡事我都可行，但無論那一件，我總不受他的轄制。食物是為肚腹，肚腹是為食物；但神要叫這兩樣都廢壞。

〈約翰壹書〉第二章十六至十七節　因為凡世界上的事，就像肉體的情慾，眼目的情慾，並今生的驕傲，都不是從父來的，乃是從世界來的。這世界和其上的情慾都要過去，惟獨遵行神旨意的，是永遠常存。

現代人很能吃，卻沒有不吃的自由。
現代人很易胖，卻沒有變瘦的自由。
現代人顧肚腹，卻不知飢餓的美妙。
現代人啖美食，卻不懂禁食的療效。

肚子餓了想吃，是人人都有的情慾；情慾來來去去，餓了吃、吃了等餓。就這樣吃下去，食物和肚腹都廢壞摧毀，可惜、可恨、可憐、可悲！我卻遵守禁食的教訓，克制口慾、克服情慾；口慾過去了，遵守紀律，所帶來的是永遠常存的自由。別再說「能吃就是福」了！

福在可以隨時禁食。
福在可以呷嘎並軌。
福在吃完腹肌猶存。
福在吃完永不復胖。
福在過年照樣禁食。
福在過年照樣健身。
福在過年照吃不誤。
福在年後不用減肥。
福在不用怕吃怕喝。
福在不當無知魯蛇。
福在永遠天天過年。

別再用過年和假期作為放縱自己的藉口，過完九天年假，你胖了九公斤？根據我的預約情況，收假後將忙得不可開交，肥胖、糖尿病、三高、痛風……都因為無度的吃而變嚴重了。聰明人未雨綢繆，我連續進健身房狠狠練了五天，過年期間不但沒鬆懈，還把標準提高，為的是用自身經驗告訴你，逆轉是怎麼做的。

過年和健身沒有衝突，反而更有時間上健身房。
過年和禁食沒有違和，反而更該為了大餐節制。
過年和濫跑沒有不合，反而更要把握年度規劃。
過年和平常沒有兩樣，反而更應平常心過日子。

因為對我來說：天天過年、日日團圓、餐餐享受、時時鍛鍊、週週禁食、早早讀經、分分燒脂、年年逆轉。

你選擇過年大吃大喝？
那我只能用反諷的口吻祝大家：新年肥胖快樂！
年後來找鋼鐵醫師減肥！

〈彼得前書〉第四章一至四節 基督既在肉身受苦，你們也當將這樣的心志作為兵器，因為在肉身受過苦的，就已經與罪斷絕了。你們存這樣的心，從今以後就可以不從人的情慾，只從神的旨意在世度餘下的光陰。因為往日隨從外邦人的心意行邪淫、惡慾、醉酒、荒宴、群飲，並可惡拜偶像的事，時候已經彀了。他們在這些事上，見你們不與他們同奔那放蕩無度的路，就以為怪，毀謗你們。

這段傳神的經文告訴我們：

1. 受苦的心志（願意受苦），將帶來作戰能力，幫助我們不從人的情慾。
2. 人的情慾包括邪淫、惡慾、醉酒、荒宴、群飲，並可惡拜偶像的事，這些都和無度吃喝脫不了關係。
3. 不和他們一起吃（三餐），必遭質疑毀謗。

〈哥林多前書〉第十五章四十二至四十五節　死人復活也是這樣：所種的是必朽壞的，復活的是不朽壞的；所種的是羞辱的，復活的是榮耀的；所種的是軟弱的，復活的是強壯的；所種的是血氣的身體，復活的是靈性的身體。若有血氣的身體，也必有靈性的身體。經上也是這樣記著說：首先的人亞當成了有靈（靈：或作血氣）的活人；末後的亞當成了叫人活的靈。

逆轉前身體不斷朽壞，逆轉後一天新似一天。逆轉前感到羞辱，常罵自己「死胖子」；逆轉後變型男，自己看自己，越看越有型。逆轉前看到食物不吃不行，軟弱到無可救藥；逆轉後隨時可以不吃，越禁食越強壯，縮放自如。逆轉前整天只想到「吃」，只是血氣的身體；逆轉後想的變很深、很廣，成為靈性的身體。脫離「非吃不可」的想法，不再想著「吃」，不被綑綁。

〈哥林多前書〉第十一章二十八至三十節　人應當自己省察，然後喫這餅、喝這杯。因為人喫喝，若不分辨是主的身體，就是喫喝自己的罪了。因此，在你們中間有好些軟弱的與患病的，死（原文是睡）的也不少。

吃對上天堂，吃錯下地獄。「把身體像神聖的殿堂一樣的對待」的概念，就是聖經所說「身體是聖靈的殿」的意思。好好顧惜，必定能逆轉；若錯把敵人當朋友，以為碳水是營養，吃喝自己的罪，結果不是軟弱（慢性代謝性疾病），就是死亡，不可不慎！為大家介紹必須高度警覺的邪惡四兄弟：高體脂肪、熱量、糖和澱粉。匪諜不止在你身邊，更在你身上。到現在還有人說：「我胖但是沒病。」聽了讓人無言，你今天省察了嗎？

〈以賽亞書〉第二十五章第六節　在這山上，萬軍之耶和華必為萬民用肥甘設擺筵席，用陳酒和滿髓的肥甘，並澄清的陳酒，設擺筵席。

Isaiah 25 : 6 | NIV　On this mountain the Lord Almighty will prepare a feast of rich food for all peoples,a banquet of aged wine—the best of meats and the finest of wines.

〈約伯記〉第三十六章十五至十六節　神藉著困苦救拔困苦人，趁他們受欺壓開通他們的耳朵。神也必引你出離患難，進入寬闊不狹窄之地；擺在你席上的必滿有肥甘。

肥甘Rich food、fatness：《聖經》早就告訴我們最好的美食不是蔬菜，而是肥油！

滿髓的肥甘The best of meats：原來最美味的牛肉是有油花的肉，不是乾澀的白肉！是否和你的認知完全相反？

澄清的陳酒The finest of wines：這是鋼鐵醫師的最愛！紅酒，經過上帝認證的精品美食。牛肉配紅酒，美食中的經典！再沒有比這更美好的組合。

《聖經》是經典之權威，聖經是真理，破除無知！如果你不知道你在瞎扯，請多讀聖經！你以為你挑戰的是我？不，你挑戰的是《聖經》。達爾文的《進化論》曾挑戰過《聖經》，赫胥黎作為《進化論》的擁躉，大言不慚認為《聖經》最後會進入博物館，《進化論》將取代《聖經》。但事實上，進入博物館的是《進化論》，只有《聖經》依然永存。最有趣的是，據說赫胥黎的房子，後來成為了印製《聖經》的工廠。直到現在，《聖經》依然是書籍暢銷排行榜的每週冠軍，世界上有六千多種語言翻譯的《聖經》，歷久不衰。

〈歷代志上〉第二十九章二十一節 次日，他們向耶和華獻平安祭和燔祭，就是獻公牛一千隻，公綿羊一千隻，羊羔一千隻，並同獻的奠祭；又為以色列眾人獻許多的祭。那日，他們在耶和華面前喫喝，大大歡樂。

〈歷代志下〉第七章四至五節 王和眾民在耶和華面前獻祭。所羅門王用牛二萬二千，羊十二萬獻祭。這樣，王和眾民為神的殿行奉獻之禮。

〈歷代志下〉第七章第七節 所羅門因他所造的銅壇容不下燔祭、素祭，和脂油，便將耶和華殿前院子當中分別為聖，在那裡獻燔祭和平安祭牲的脂油。

我總是能從聖經中看見一般人看不見的，例如獻一千隻牛、兩千隻羊，為的是討上帝喜悅；喜悅的同時，上帝也藉這種壯觀場面的巨型烤肉趴讓祂的百姓吃喝大大歡樂。想想看，幾萬人才吃得完這三千牛羊？這大概是烤肉金氏世界紀錄了。〈歷代志下〉又提到，所羅門王的烤肉趴，有牛兩萬兩千隻，羊十二萬隻。會不會太誇張？但對所羅門王來說，只是剛好而已。當耶和華上帝眷顧祂的百姓，就有這樣豐盛的祝福，場景令人驚豔讚嘆。感謝上帝用吃不完的牛（羊）肉和脂油，賜福給鋼鐵醫師及逆轉國度的百姓，奉耶穌的名感恩，阿們！

〈提摩太後書〉第二章十四至十八節 你要使眾人回想這些事，在主面前囑咐他們：不可為言語爭辯；這是沒有益處的，只能敗壞聽見的人。你當竭力在神面前得蒙喜悅，作無愧的工人，按著正意分解真理的道。但要遠避世俗的虛談，因為這等人必進到更不敬虔的地步。他們的話如同毒瘡，越爛越大；其中有許米乃和腓理徒，他們偏離了真道，說復活的事已過，就敗壞好些人的信心。

我雖然被上帝呼召出來，傳講逆轉真理的道，作無愧的工人。但逆轉真道對許多人來說，很難信下去，所以我常常會有爭辯的衝動。後來被提醒，勿爭勿辯，不信就讓他們如毒瘡敗壞。有人曾說：「我的教會師母說我禁食還喝那麼多咖啡，遲早會出問題。問題是我喝咖啡和吃牛肉，禁食二個月半，成功減了十公斤，也沒有事。」

這個教會師母說的，就是典型世俗的虛談和垃圾，如果理會她，被她影響，你就輸了！不信的人都會說沒有逆轉這回事，但對我來說，逆轉千真萬確。你是逆轉的信徒嗎？

〈提摩太後書〉第一章第七節　因為神賜給我們，不是膽怯的心，乃是剛強、仁愛、謹守的心。

2 Timothy 1 : 7 | NIV　For the Spirit God gave us does not make us timid, but gives us power, love and self-discipline.

self-discipline 謹守的心，ESV 翻譯成 self-control

Can you control to eat or not to eat?

Can you control what to eat or what not to eat?

當你告訴我，你必須每天吃三餐，因為害怕沒吃會傷胃；這不敢吃，那不敢吃，因為害怕血糖高血壓高……我將逆轉真理闡述傳達給你，為的是讓你得自由、變剛強，**you can be powerful.** 你應該禁食。但其他醫師的建議卻叫你膽怯，無知，懦弱……我只能說，如果你連嘴巴都不能控制，一餐沒吃，就皮皮挫、流泌汗、唉爸叫母，這樣你能控制什麼？控制血壓血糖？別鬧了！

你能控制什麼？我每週一三五上健身房一小時，濫跑兩三個小時，加上重訓，已經持續三十三年。你卻說：「我不能跑。因為這裡痛那裡傷。」請問休息會讓你更健康嗎？有什麼藥可以逆轉你的退化性關節炎？你的紀律 **discipline** 在哪裡？

不吃或吃、什麼吃什麼不吃，你能主宰嗎？我選擇每週吃六餐，為的是六餐都吃到上天堂；你每天吃三餐，卻吃到地獄裡。台灣的早餐最垃圾，你卻口口聲聲說吃早餐很重要。我選擇成為食物的主宰，你卻被食物主宰。

愛逆轉的真理，相信逆轉的福音，你就不再害怕，你就會得救，因為愛裡面沒有懼怕。

〈撒母耳記上〉第十七章四十五至四十七節　大衛對非利士人說：你來攻擊我，是靠著刀槍和銅戟；我來攻擊你，是靠著萬軍之耶和華的名，就是你所怒罵帶領以色列軍隊的神。今日耶和華必將你交在我手裡。我必殺你，斬你的頭，又將非利士軍兵的屍首給空中的飛鳥、地上的野獸喫，使普天下的人都知道以色列中有神；又使這眾人知道耶和華使人得勝，不是用刀用槍，因為爭戰的勝敗全在乎耶和華。他必將你們交在我們手裡。

你心中的歌利亞是什麼？我看到的是這世界用熱量和澱粉當作刀槍、銅戟來攻擊世人，告訴他們要照三餐吃，沒吃會死。上帝卻揀選弱小的我來斬巨人的頭，用拒吃來戰勝他！

〈羅馬書〉第十二章一至二節 所以弟兄們，我以神的慈悲勸你們，將身體獻上，當作活祭，是聖潔的，是神所喜悅的；你們如此事奉乃是理所當然的。不要效法這個世界，只要心意更新而變化，叫你們察驗何為神的善良、純全、可喜悅的旨意。

什麼是「將身體獻上，當作活祭」？打比方說，連續假期，一般人吃吃喝喝，我仍然堅守間歇式禁食，這才叫做「將身體獻上，當作活祭」，我如此事奉，乃是理所當然。我不效法這個世界，我藉著禁食和濫跑，心意更新而變化，無時不刻察驗何為神的善良、純全、可喜悅的旨意。低頭看看你自己的大肚腩、走樣的體態與走鐘的三圍、三高的檢驗報告……起來！將身體獻上，當作活祭。

如果好話不聽，下次只好重新用高壓電電爆你！

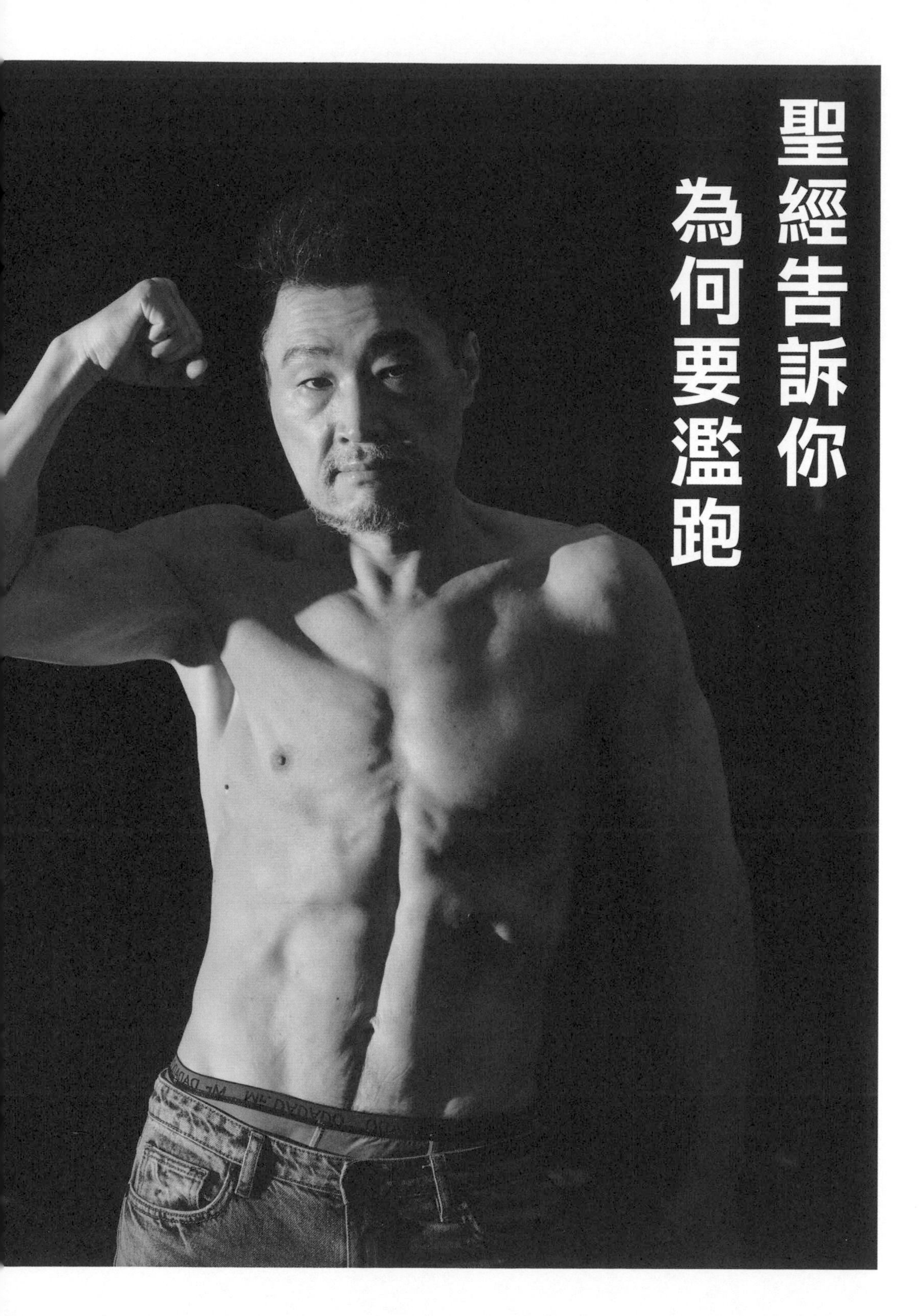
聖經告訴你
為何要濫跑

〈路加福音〉第九章二十三到二十四節 耶穌又對眾人說：若有人要跟從我，就當捨己，天天背起他的十字架來跟從我。因為，凡要救自己生命（生命：或作靈魂；下同）的，必喪掉生命；凡為我喪掉生命的，必救了生命。

每當我經過週末的爽吃，禮拜一早上最不想的是上健身房，雖然我很有紀律，但有時候也會和惰性拉扯，每個禮拜一早上，對我都是挑戰。但耶穌卻在禮拜一早上告訴我要背起（舉起）十字架（槓鈴）跟從祂，捨己上跑步機，拚命濫跑（喪掉生命），才能救回生命！《聖經》教導我們「先死後生」，死了獲得真正的永生。有捨才有得，肌肉越練越發達，這些都是「先死後生」的真理。不動，你就只是一團會呼吸的脂肪而已。好，親愛的耶穌，您說了算，我死而後生去！

〈以西結書〉第四十七章第六至八節 他對我說：人子啊，你看見了甚麼？他就帶我回到河邊。我回到河邊的時候，見在河這邊與那邊的岸上有極多的樹木。他對我說：這水往東方流去，必下到亞拉巴，直到海。所發出來的水必流入鹽海，使水變甜（原文是得醫治；下同）。When it empties to the Dead Sea, the water there becomes fresh.

水流入鹽海卻能變甜？水入死海會活？**When it empties to the Dead Sea, the water there becomes fresh.** 真理往往是如此令人難以置信。

當你說：「我快死了，血壓血糖血脂都高、完蛋了……跑不動了……等死吧！」我卻叫你濫跑，寧可拚命、不要命、死命的跑，不要坐在沙發上看電視吃零嘴，走向慢性自殺、滅亡。豁出去跑的人會告訴我：「剛開始跑一圈就瀕臨死亡邊緣，堅持跑到現在，卻可以連跑半小時，跑完腦內啡讓我通體舒暢！」這就是名副其實，「由鹹變甜、死而復生」的經歷。今天諮詢一整天，連續講六小時，五餐禁食，離開診所好想直接回家。只能告訴自己，很多人在看，要樹立典範與榜樣；不跑損失的是自己。跑著跑著，越跑越輕鬆、越跑越起勁、越跑越喜樂、越跑越滿足！疲累的來到運動場，爽爽的微笑回家，慶幸自己沒有失信！

〈歌羅西書〉第三章九至十節 不要彼此說謊；因你們已經脫去舊人和舊人的行為，穿上了新人。這新人在知識上漸漸更新，正如造他主的形像。

〈以弗所書〉第四章二十至二十四節 你們學了基督，卻不是這樣。如果你們聽過他的道，領了他的教，學了他的真理，就要脫去你們從前行為上的舊人，這舊人是因私慾的迷惑漸漸變壞的；又要將你們的心志改換一新，並且穿上新人；這新人是照著神的形像造的，有真理的仁義和聖潔。

前天下雨沒濫跑，昨天錄影《新聞挖挖哇！》，自覺沒練好，不過因為低體脂，肌肉狀況還是很好。回想前後快兩年，我錄了三次節目，每次主持人鄭弘儀先生看到我，都會稱讚我越來越有型，越來越有巨星的架式，還問我是否打算進軍演藝圈。逆轉完成不就像是「穿上新人」嗎？上帝為我們「穿上新人」，讓我們像全新的人一樣。只有真理和上帝，才能使人脫胎換骨，但我不禁感嘆人們的無知還是氾濫、根深、頑固。想逆轉，必須先得真理，並受教，舊思維（那些自以為是、腦袋裏的垃圾）必須像衣服般脫掉換掉，藉由知識的更新，改換心志，穿上新人，才能讓主榮美的形象彰顯。如此，逆轉才會發生、完成。

〈提摩太前書〉第四章十四至十六節 你不要輕忽所得的恩賜，就是從前藉著預言、在眾長老按手的時候賜給你的。這些事你要殷勤去做，並要在此專心，使眾人看出你的長進來。你要謹慎自己和自己的教訓，要在這些事上恆心；因為這樣行，又能救自己，又能救聽你的人。

上帝把逆轉疾病的鑰匙恩賜給我，所以我很殷勤，專心濫跑重訓，每週拍肌肉照，使眾人看出我的長足進步。我很謹慎自己和自己的教訓，也在這些事上恆心（persist）；因為這樣行，又能救自己，又能救聽我的人。

逆轉的關鍵在信心：不相信的只適合吃藥，疾病卻越來越嚴重、失控。

逆轉的關鍵在赦罪：罪要得赦免需要悔改；生活型態不改變，甭談逆轉。

逆轉的人必然遭受議論：酸言幹話、看衰、扯後腿……不一而足；見怪不怪、習慣就好、當作動力。**I feed off.**

逆轉最後會創造驚奇與驚呼：收到「從來沒有見過」、「從來沒有聽過」的留言，一切都值得！宋啦！

〈提摩太後書〉第四章七至八節　那美好的仗我已經打過了，當跑的路我已經跑盡了，所信的道我已經守住了。從此以後，有公義的冠冕為我存留。

那當跑的路我已經跑盡了，本週已跑二十七公里；所信的道和逆轉之道，我也已經守住了。從此以後，有公義的冠冕和牛排紅酒，為我存留。

五告宋啦！

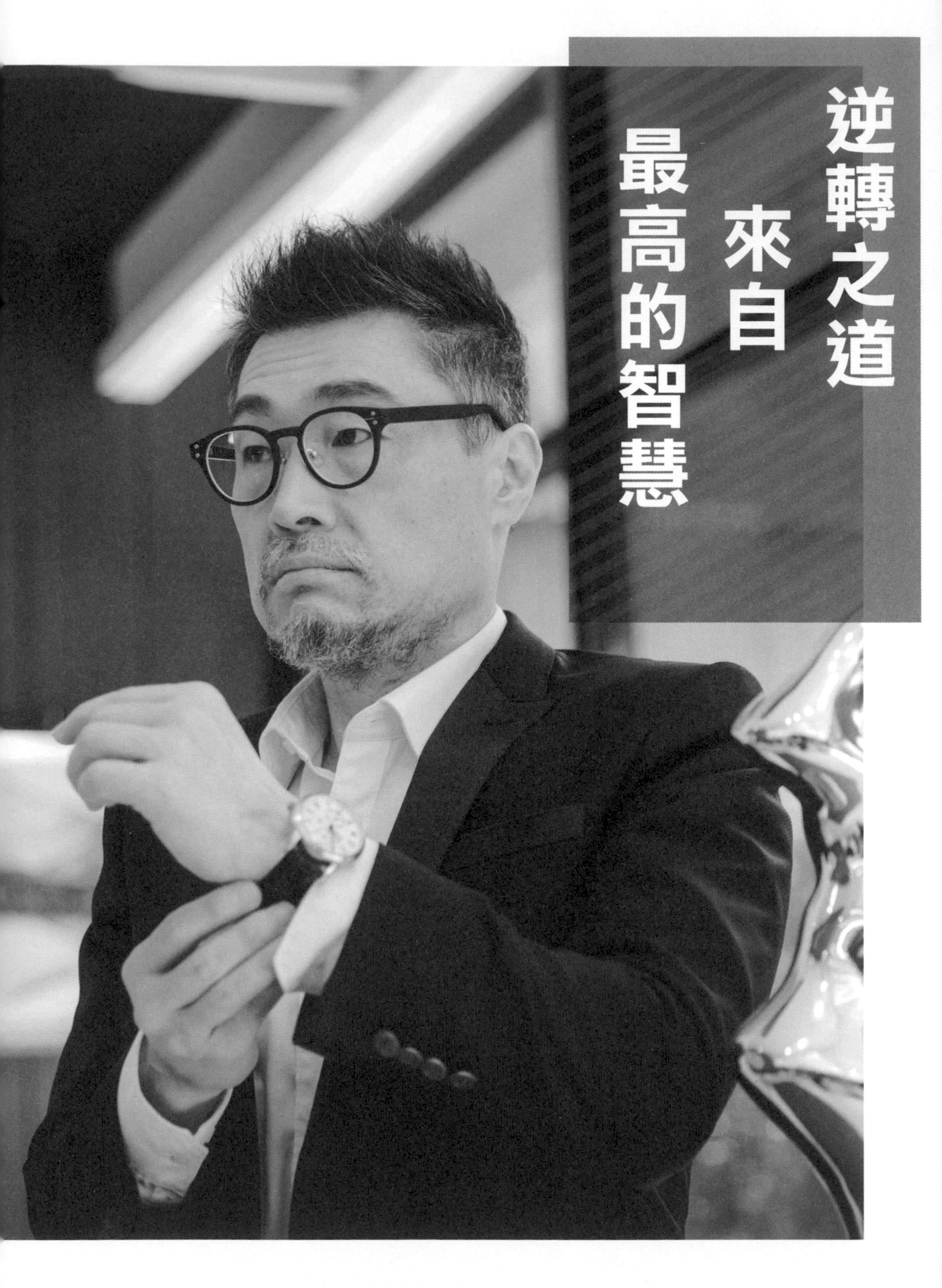

逆轉之道　來自最高的智慧

〈以賽亞書〉第二十二章二十二至二十三節 我必將大衛家的鑰匙放在他肩頭上。他開，無人能關；他關，無人能開。我必將他安穩，像釘子釘在堅固處；他必作為他父家榮耀的寶座。

拿到約翰霍普金斯大學公衛博士學位時，我問老爸：「這樣算不算光宗耀祖？」老爸高興的回答：「當然當然！」但我覺得更榮耀的是，上帝把逆轉慢性代謝性疾病的鑰匙和權柄，放在我肩頭上，我開，無人能關；我關，無人能開！祂獨獨賜下這份恩典給我，我既感覺尊榮，也無限謙卑！我會好好運用，不亂用，珍惜並敬畏。

Feel so humbled and so honored!

〈箴言〉第三章第七節　不要自以為有智慧；要敬畏耶和華，遠離惡事。

〈歷代志下〉第九章六至七節　我先不信那些話，及至我來親眼見了，纔知道你的大智慧；人所告訴我的，還不到一半；你的實跡越過我所聽見的名聲。你的群臣、你的僕人常侍立在你面前聽你智慧的話是有福的。

〈歷代志下〉第九章二十二至二十三節　所羅門王的財寶與智慧勝過天下的列王。普天下的王都求見所羅門，要聽神賜給他智慧的話。

十年前我是個自以為是、自以為聰明，什麼都懂的死胖子。後來我發現自己不但什麼都不懂，而且徹底做錯；於是我謙卑認錯，悔改修正，這才是智者該做的。十年後的今天，我終於體驗到修正後的果實多麼甘甜。感謝上帝的聖靈光照我！我之所以可以警惕你們，正是因為我也走過自以為是的錯路。敬畏耶和華，走上逆轉之道，我沒有一直錯下去，我沒有一路走到黑。

別再滿足於自己的無知，起來追求智慧！

聽到智慧的話會蒙福，不要說無知的言語到處害人！

只要有上帝賜給你智慧的話，全天下的人都會來求見，鋼鐵醫師就是這樣。

奉勸你，摒棄無知，追求智慧，因為愚蠢比惡意更加危險！

〈歷代志下〉第一章九至十二節 耶和華神啊，現在求你成就向我父大衛所應許的話；因你立我作這民的王，他們如同地上塵沙那樣多。求你賜我智慧聰明，我好在這民前出入；不然，誰能判斷這眾多的民呢？神對所羅門說：我已立你作我民的王。你既有這心意，並不求資財、豐富、尊榮，也不求滅絕那恨你之人的性命，又不求大壽數，只求智慧聰明好判斷我的民；我必賜你智慧聰明，也必賜你資財、豐富、尊榮。在你以前的列王都沒有這樣，在你以後也必沒有這樣的。

逆轉諮詢了那麼多人次，感觸最多的地方是搞不懂為什麼在飲食這件事上，有這麼多愚笨、愚蠢、愚昧。其實聽懂不難，難在相信；相信後執行必定收效。然而相信的關鍵在於分辨真假、擁抱真理的智慧。我愛得智慧，也每天向聖靈尋求智慧，因為只要得著智慧，資財、豐富、尊榮都會跟著來，宋啦！

〈以賽亞書〉第四十二章十六節 我要引瞎子行不認識的道，領他們走不知道的路；在他們面前使黑暗變為光明，使彎曲變為平直。這些事我都要行，並不離棄他們。

逆轉是一條一般人，包括一般醫師，都不認識的道，上帝用超過四分之一世紀的時間，把「逆轉之道」啟示我、讓我親身體驗，然後要我引領人走此道路。外面的減重與慢性代謝性疾病治療方式，都是「瞎子領瞎子」之路，越走越黑暗，越走越絕望；所以我總禱告，求主幫助光照，使黑暗變光明、彎曲變平直，賜下恩典與祝福！這都是我讀《聖經》時的回應，讚美上帝！呼求祂，賜予我力量。在我感到辛苦和沉重的時候，上帝都會讓我從《聖經》中得到安慰和力量，讓我繼續走下去。每天給我一點力量，每天的恩典都足夠我用，慢慢的改變這個世界。

May God bless and help!

〈約翰福音〉第六章二十八至二十九節 眾人問他說：我們當行甚麼，纔算作神的工呢？耶穌回答說：信神所差來的，這就是作神的工。

〈希伯來書〉第三章十二至十四節 弟兄們，你們要謹慎，免得你們中間或有人存著不信的惡心，把永生神離棄了。總要趁著還有今日，天天彼此相勸，免得你們中間有人被罪迷惑，心裡就剛硬了。我們若將起初確實的信心堅持到底，就在基督裡有分了。

對於「不信」的人，「做什麼」比較重要。耶穌卻說，信心（信什麼），最重要！如同逆轉之道，你不信，做什麼都沒用。你信什麼，你就會得著什麼。人若有不信的心，即《聖經》所言的「惡心」，因為不信，所以心裡剛硬，就會離棄真道。既然上帝把逆轉真理賞賜給我，我理當天天相勸，盼望聽者堅持到底。所以，你信什麼？真理，還是道理？

〈箴言〉第十四章十二節 有一條路，人以為正，至終成為死亡之路。

〈耶利米書〉第十六章第十九至二十節 耶和華啊，你是我的力量，是我的保障；在苦難之日是我的避難所。列國人必從地極來到你這裡，說：我們列祖所承受的，不過是虛假，是虛空無益之物。人豈可為自己製造神呢？其實這不是神。

「定時定量吃三餐」是一條人人以為正的路，至終成為慢性病之路。

「少油少肉多蔬果」是一條人人以為正的路，至終成為代謝性疾病之路。

「膝蓋曾經受傷，不能跑」是一條人人以為正的路，至終成為退化性關節炎之路。

「心臟不好血壓高，不能跑」是一條人人以為正的路，至終成為心臟衰竭之路。

什麼「老祖宗的智慧」、「先人留下的」、「中國五千年的智慧」……就這樣從未查證、囫圇吞棗、照單全收、自以為是；做出來卻二二六六、乏善可陳、一塌糊塗、變本加厲，最後病入膏肓、無法挽回。因為你原來信的全是虛假，結果當然是虛空；自己製造出來的神當然是假神，這樣還看不出來、無法分辨，難怪你是無知的魯蛇！

請你有點反思能力好不好，難怪你想來想去還是那麼無知智障，腦子是好東西，用腦好嗎？現在知道為什麼鋼鐵醫師每天以電爆無知愚昧，為快樂之本了嗎？

〈約翰福音〉第六章六十六至六十九節　從此，他門徒中多有退去的，不再和他同行。耶穌就對那十二個門徒說：你們也要去麼？西門彼得回答說：主阿，你有永生之道，我們還歸從誰呢？我們已經信了，又知道你是神的聖者。

即使是貴為神的聖者 the Holy One of God 的耶穌，也有多人剛開始相信，後來信不下去，而紛紛退去離去。耶穌有點失落的問十二門徒：「你們也要（離）去嗎？」

之後才有彼得偉大的宣告：「主阿，你有永生之道，我們還歸從誰呢？」如同耶穌雖然賞賜「逆轉之道」給我，但我既非神，也非神的聖者，不信的佔絕對多數，也在意料之中。也有剛開始相信，後來不信的，這些都稀鬆平常。連耶穌最偉大的真理，都因為人的不信而失落，我又算什麼？

不過，也因為如此，我從耶穌得到繼續賣力傳「逆轉之道」的堅持動力。因為總有少數人會說：「你有逆轉之道，我們還歸從誰呢？我們已經信了！」我有這些少數人的宣告就夠了。

〈使徒行傳〉第二章第二十五至二十八節　大衛指著他說：我看見主常在我眼前；他在我右邊，叫我不至於搖動。所以，我心裡歡喜，我的靈（原文是舌）快樂；並且我的肉身要安居在指望中。因你必不將我的靈魂撇在陰間，也不叫你的聖者見朽壞。你已將生命的道路指示我，必叫我因見你的面（或作：叫我在你面前）得著滿足的快樂。

根據《聖經》，真正的健康是：心歡喜、靈快樂、肉身安居在指望中。

根據《韋氏辭典》，健康代表：the condition of being sound in body, mind, or spirit.

根據鋼鐵醫師，健康來自：間歇式禁食、333濫跑，搭配營養處方；達到身心靈的美好狀態。可惜在這個世代，道理人人會講，真理卻不見得人人都信。

〈以西結書〉第二章三至七節　他對我說：人子啊，我差你往悖逆的國民以色列人那裡去。他們是悖逆我的，他們和他們的列祖違背我，直到今日。這眾子面無羞恥，心裡剛硬。我差你往他們那裡去，你要對他們說：主耶和華如此說。他們或聽，或不聽，（他們是悖逆之家），必知道在他們中間有了先知。人子啊，雖有荊棘和蒺藜在你那裡，你又住在蠍子中間，總不要怕他們，也不要怕他們的話；他們雖是悖逆之家，還不要怕他們的話，也不要因他們的臉色驚惶。他們或聽，或不聽，你只管將我的話告訴他們；他們是極其悖逆的。

我嘗試幫慢性代謝性疾病患者逆轉時，常常遇見頑強抵抗的「悖逆」之民，使得逆轉因頑梗不信而無法實現，**there is nothing you can do when unbelieve is there.**

這些人被形容為荊棘、蒺藜和蠍子，只會製造破壞、垃圾、混亂與毒害，最後必須燒毀、棄絕。上帝差派鋼鐵醫師作為傳講「逆轉之道」的先知，住在悖逆之民中間，不論他們聽或不聽，我都要不停講下去，may the Lord help!

由此可知：

1. 對零卡禁食和濫跑，世人是悖逆的，不肯遵行。
2. 鋼鐵醫師奉差遣，對面無羞恥，心裡剛硬的百姓，只說主耶和華想說的。
3. 聽或不聽，悖逆之家必知道在他們中間有了先知。
4. 前往荊棘和蒺藜那裡，住在蠍子中間，不要怕他們。
5. 他們雖是悖逆之家，還不要怕他們的話，也不要因他們的臉色驚惶。
6. 他們或聽、或不聽，你只管將我的話告訴他們。

附帶一句，鋼鐵醫師發現魯蛇老是在意別人的話，總是被人言人語影響，拿不定主意，淹沒在旁人口水中。

贏家則不在意別人說什麼，不受閒言閒語影響；不怕衝撞，立場堅定。

〈耶利米書〉第六章第二十七至三十節　我使你在我民中為高臺（或譯：試驗人的），為保障，使你知道試驗他們的行動。他們都是極悖逆的，往來讒謗人。他們是銅是鐵，都行壞事。風箱吹火，鉛被燒燬；他們煉而又煉，終是徒然；因為惡劣的還未除掉。人必稱他們為被棄的銀渣，因為耶和華已經棄掉他們。

〈撒母耳記上〉第十四章第六至七節　約拿單對拿兵器的少年人說：我們不如過到未受割禮人的防營那裡去，或者耶和華為我們施展能力；因為耶和華使人得勝，不在乎人多人少。耶和華卻對撒母耳說：不要看他的外貌和他身材高大，我不揀選他。因為，耶和華不像人看人：人是看外貌；耶和華是看內心。

鋼鐵醫師被揀選成為「試驗人的」器皿。“tester of metals and my people the ore” 是個很有趣的頭銜，quite honored as well! 過去的我肥胖臃腫、自以為是、沒身材沒外貌。祂卻揀選作為可用器皿，用來宣揚逆轉真理。這樣的恩典浩大可畏啊！

上帝使人得勝，不在乎人多人少。
上帝揀選某人，不在乎身材高大。
多少百萬人看過鋼鐵醫師 YouTube，
多少萬人讀過「笨蛋」系列叢書，
多少千人上門諮詢，
逆轉成功的卻寥寥可數。

許多人聽到「逆轉」的概念而來諮詢，渴望得著；我也努力解說，儘量幫助他們得釋放、得自由。只是因悖逆不信的惡心作祟，使他們變成惡劣的銀渣，只能襯托出精金的純淨，自己卻遭棄，可憐！這種人滿街都是，不知道自己不知道、不懂裝懂，誤導人、譭謗人，盡行壞事，煉而又煉，終是徒然。這等人若受慢性代謝性疾病之苦，也希望逆轉，至終仍無力回天，因無知所害，怪不了誰，逆轉之道再強，也愛莫能助。讚美感謝耶穌揀選鋼鐵醫師，成為宣傳講述逆轉奧秘的器皿。這些日子的傳揚，逆轉真理漸漸被聽見、被認同、被追隨，甚至被擁戴。困難一定會有，反對勢力一定強大，但信者無敵、勇者無懼、智者無患；既然被賦予傳道的使命，就必赴湯蹈火，完成託付！逆轉萬歲！

也不要以為上帝用祂的器皿，都只為了賜福、建造、栽植；更多時候是用來拆毀、拔出、傾覆。

上帝使用鋼鐵醫師來打碎無盡吃吃吃，卻吃下地獄的無知！
上帝使用鋼鐵醫師來打碎無盡吃澱粉，卻吃出疾病的迷思！
上帝使用鋼鐵醫師來打碎無盡吃蔬果，卻吃出脂肪肝的愚蠢！
上帝使用鋼鐵醫師來打碎無盡少油肉，卻吃出糖尿病的荒唐！
上帝使用鋼鐵醫師來打碎無盡少量多餐，卻胃食道逆流的智障！
上帝使用鋼鐵醫師來打碎無盡少運動多休息，卻乖乖吃藥的北七！
上帝使用鋼鐵醫師來打碎無盡只走不跑，卻膝蓋退化的瞎扯！

不經過打碎，哪來的逆轉？

〈羅馬書〉第六章五至十節　我們若在他死的形狀上與他聯合，也要在他復活的形狀上與他聯合；因為知道我們的舊人和他同釘十字架，使罪身滅絕，叫我們不再作罪的奴僕；因為已死的人是脫離了罪。我們若是與基督同死，就信必與他同活。因為知道基督既從死裡復活，就不再死，死也不再作他的主了。他死是向罪死了，只有一次；他活是向神活著。

「死」是我以為已經學過的功課，沒想到上帝要我進階學習。對「自以為是」的死，對「世界」（價值觀）的死，對「舊思維」（舊皮袋）的死，對「老經營模式」的死，對「罪身」的死（滅絕）。學習「死」很痛苦，但能夠從死裡復活，與基督同活就逆轉了。身為基督徒，我們都該曉得「死」的意義，其實代表的是永生。

〈提多書〉第一章第一至三節　神的僕人，耶穌基督的使徒保羅，憑著神選民的信心與敬虔真理的知識，盼望那無謊言的神在萬古之先所應許的永生，到了日期，藉著傳揚的工夫把他的道顯明了；這傳揚的責任是按著神我們救主的命令交託了我。

〈哥林多後書〉第二章第十四至十七節　感謝神！常率領我們在基督裡誇勝，並藉著我們在各處顯揚那因認識基督而有的香氣。因為我們在神面前，無論在得救的人身上或滅亡的人身上，都有基督馨香之氣。在這等人，就作了死的香氣叫他死；在那等人，就作了活的香氣叫他活。這事誰能當得起呢？我們不像那許多人，為利混亂神的道；乃是由於誠實，由於神，在神面前憑著基督講道。

鋼鐵醫師的上帝是「無謊言的神」；鋼鐵醫師逆轉之道是「無謊言的真理」。進行逆轉諮詢好像在講道，聽不聽、信不信關乎得救或滅亡。聽進去的人，願意開始改變生活型態、願意零卡禁食減餐與濫跑，所以開始逆轉；聽不進去的人，耐不了飢餓，不肯減餐，也不肯跑。結果只有繼續吃藥，吃不完的藥。諮詢的內容成為拯救（叫他活的遵循守則），或滅亡（叫他死的定讞宣判）的香氣。你聽不聽、信不信，不是由我決定的；我只負責傳講，忠實、誠實的講。你活或死，由上帝掌控。

〈耶利米書〉第五章三至四節　耶和華啊，你的眼目不是看顧誠實麼？你擊打他們，他們卻不傷慟；你毀滅他們，他們仍不受懲治。他們使臉剛硬過於磐石，不肯回頭。我說：這些人實在是貧窮的，是愚昧的，因為不曉得耶和華的作為和他們神的法則。

〈以賽亞書〉第六十章十九至二十二節　日頭不再作你白晝的光，月亮也不再發光照耀你。耶和華卻要作你永遠的光，你神要為你的榮耀。你的日頭不再下落；你的月亮也不退縮；因為耶和華必作你永遠的光。你悲哀的日子也完畢了。你的居民都成為義人，永遠得地為業；是我種的栽子，我手的工作，使我得榮耀。至小的族要加增千倍；微弱的國必成為強盛。我──耶和華要按定期速成這事。

傳揚逆轉真理時常遇見強烈低檔，如經文描述：

1. 剛硬：不受懲治、不肯回頭。
2. 貧窮：魯蛇心態、輸到脫褲（脫褲）。
3. 愚昧：不知真理、擇惡固執。

對這樣的人，鋼鐵醫師不留情面，開坦克車輾過去、電爆轟垮、寸土不留！

至於逆轉完成的人，則可以享受：

1. 耶和華要作你永遠的光：容光煥發；不需要再靠其他亮源。
2. 你的日頭不再下落；你的月亮也不退縮：凍齡逆齡，不需要醫美。
3. 你悲哀的日子也完畢了：平安喜樂；不需要吃抗焦慮或抗憂鬱藥。
4. 得地為業：不再為了尋找答案流離失所；不再為了五斗米折腰，可以累積逆轉資產。
5. 至小的要加增千倍；微弱的必成為強盛：越餓越強大、越跑越加增；不需要再檢查吃藥。

〈列王紀上〉第十八章三十六至三十七節　到了獻晚祭的時候，先知以利亞近前來，說：亞伯拉罕、以撒、以色列的神，耶和華啊，求你今日使人知道你是以色列的神，也知道我是你的僕人，又是奉你的命行這一切事。耶和華啊，求你應允我，應允我！使這民知道你——耶和華是神，又知道是你叫這民的心回轉。

〈歷代志下〉第三十章六至十二節 驛卒就把王和眾首領的信，遵著王命傳遍以色列和猶大。信內說：以色列人哪，你們當轉向耶和華——亞伯拉罕、以撒、以色列的神，好叫他轉向你們這脫離亞述王手的餘民。你們不要效法你們列祖和你們的弟兄；他們干犯耶和華——他們列祖的神，以致耶和華丟棄他們，使他們敗亡（或作令人驚駭），正如你們所見的。現在不要像你們列祖硬著頸項，只要歸順耶和華，進入他的聖所，就是永遠成聖的居所；又要事奉耶和華——你們的神，好使他的烈怒轉離你們。你們若轉向耶和華，你們的弟兄和兒女必在擄掠他們的人面前蒙憐恤，得以歸回這地，因為耶和華——你們的神有恩典、施憐憫。你們若轉向他，他必不轉臉不顧你們。驛卒就由這城跑到那城，傳遍了以法蓮、瑪拿西，直到西布倫。那裡的人卻戲笑他們，譏誚他們。然而亞設、瑪拿西、西布倫中也有人自卑，來到耶路撒冷。神也感動猶大人，使他們一心遵行王與眾首領憑耶和華之言所發的命令。

耶和華上帝是使人逆轉的神。
使人的心靈逆轉。
使人的疾病逆轉。
使人的關係逆轉。
使人的身體逆轉。
使人的精神逆轉。
使人的事業逆轉。

當轉向耶和華，行逆轉之道。不要效法你周邊的一般人，不要像你週邊的一般人硬著頸項。只要歸順耶和華，自卑、遵行逆轉之道，必蒙憐恤、恩典。身體健壯，靈魂興盛，逆轉也！心裡存著逆轉真理，並且按逆轉真理行，必得喜樂。鋼鐵醫師聽見許多人按真理而行，喜樂就沒有比這個大的。

逆轉真理好！
逆轉大法好！
逆轉神功好！

逆轉實在好！

求上帝今日使人知道，鋼鐵醫師是你的僕人，又是奉你的命，行這一切事。

〈詩篇〉第一百零三篇三至五節 他赦免你的一切罪孽，醫治你的一切疾病。他救贖你的命脫離死亡，以仁愛和慈悲為你的冠冕。他用美物使你所願的得以知足，以致你如鷹返老還童。

這段經文的訊息量很大：

1. 被赦免罪孽的人，生活行為一定會有所改變；生活型態的轉變，如禁食和濫跑是逆轉的基礎。
2. 生活型態改變修正後，疾病自然得醫治，毋需藥物。
3. 脫離死亡或脫離取死的身體，需要救贖，靠自己的意志力，注定徒勞無功、鎩羽而歸。

4. 仁愛 **Love** 與慈悲 **Mercy** 乃生命的冠冕：一個仁愛與慈悲的人，他的人際關係必定良好，這也是逆轉不可或缺的要素；與配偶、家人關係破裂的人不可能逆轉。

5. 上帝賜給我們美物：咖啡、牛肉、紅酒使我們滿足，享用後可以凍齡、逆齡、返老還童。

你想像鋼鐵醫師一樣，家庭美滿、身心靈健康、甚至凍齡，過著令人稱羨的生活嗎？

逆轉，就是這麼神奇。

〈以西結書〉第三十七章九至十四節　主對我說：人子啊，你要發預言，向風發預言，說主耶和華如此說：氣息啊，要從四方（原文是風）而來，吹在這些被殺的人身上，使他們活了。於是我遵命說預言，氣息就進入骸骨，骸骨便活了，並且站起來，成為極大的軍隊。主對我說：人子啊，這些骸骨就是以色列全家。他們說：我們的骨頭枯乾了，我們的指望失去了，我們滅絕淨盡了。所以你要發預言對他們說，主耶和華如此說：我的民哪，我必開你們的墳墓，使你們從墳墓中出來，領你們進入以色列地。我的民哪，我開你們的墳墓，使你們從墳墓中出來，你們就知道我是耶和華。我必將我的靈放在你們裡面，你們就要活了。我將你們安置在本地，你們就知道我——耶和華如此說，也如此成就了。這是耶和華說的。

經文有點長，不過事關逆轉，至為重要：

1. 耶和華上帝要鋼鐵醫師（人子）向風發預言。我在社群網路上說逆轉，不正像是對著風說話？風往四面八方吹，逆轉的訊息也無遠弗屆。

2. 氣息是上帝給予的訊息，如同上帝對亞當吹了氣，他就成了有靈的活人。所以藉著風，傳達訊息和氣息，看似漫無目的，但總會有人接收到，如同人有了靈。所以逆轉氣息，從四方而來，吹在這些被（慢性疾病）殺的人身上，使他們活了。這些慢性病患，不正是枯骨？漫無目的吃藥，毫無盼望，如同被殺。但逆轉氣息一來，他們就活了。

3. 説預言，逆轉氣息就進入骸骨，這些被殺的人不但活了，還成為極大軍隊；剛開始講逆轉時孤立無援，如今逆轉一族已成精鋭部隊，常常不用我説，精鋭部隊已經鎮暴完畢。

4. 骸骨原先沒有指望，日漸枯乾，滅絕淨盡，這些都是患病者的感受。但上帝要鋼鐵醫師拿著逆轉金鑰打開墳墓，領死人出來，並且迎接耶和華的靈；這才是真正的復活，不折不扣的逆轉。當我在諮詢時，遇到虔誠相信的人，我在他們的眼中看見兩把逆轉的火光，我因此可以判定，此人的逆轉，一定如此成就。

〈彼得前書〉第一章三至七節　願頌讚歸與我們主耶穌基督的父神！他曾照自己的大憐憫，藉耶穌基督從死裡復活，重生了我們，叫我們有活潑的盼望，可以得著不能朽壞、不能玷污、不能衰殘、為你們存留在天上的基業。你們這因信蒙神能力保守的人，必能得著所預備，到末世要顯現的救恩。因此，你們是大有喜樂；但如今，在百般的試煉中暫時憂愁，叫你們的信心既被試驗，就比那被火試驗仍然能壞的金子更顯寶貴，可以在耶穌基督顯現的時候得著稱讚、榮耀、尊貴。

逆轉是「重生、有盼望，存留在天上的基業」的真理。既然我們將來可以得著「天上的基業」，現在就要接受試煉與試煉所帶來暫時的憂愁；等試煉告一段落，通過試驗，考過合格，最後得到耶穌基督賞賜的稱讚、榮耀與尊貴。

你還是因為害怕接受試煉而滿足於小確幸嗎？

那你就是一種稱為「鋼鐵魯蛇」的新品種喔！

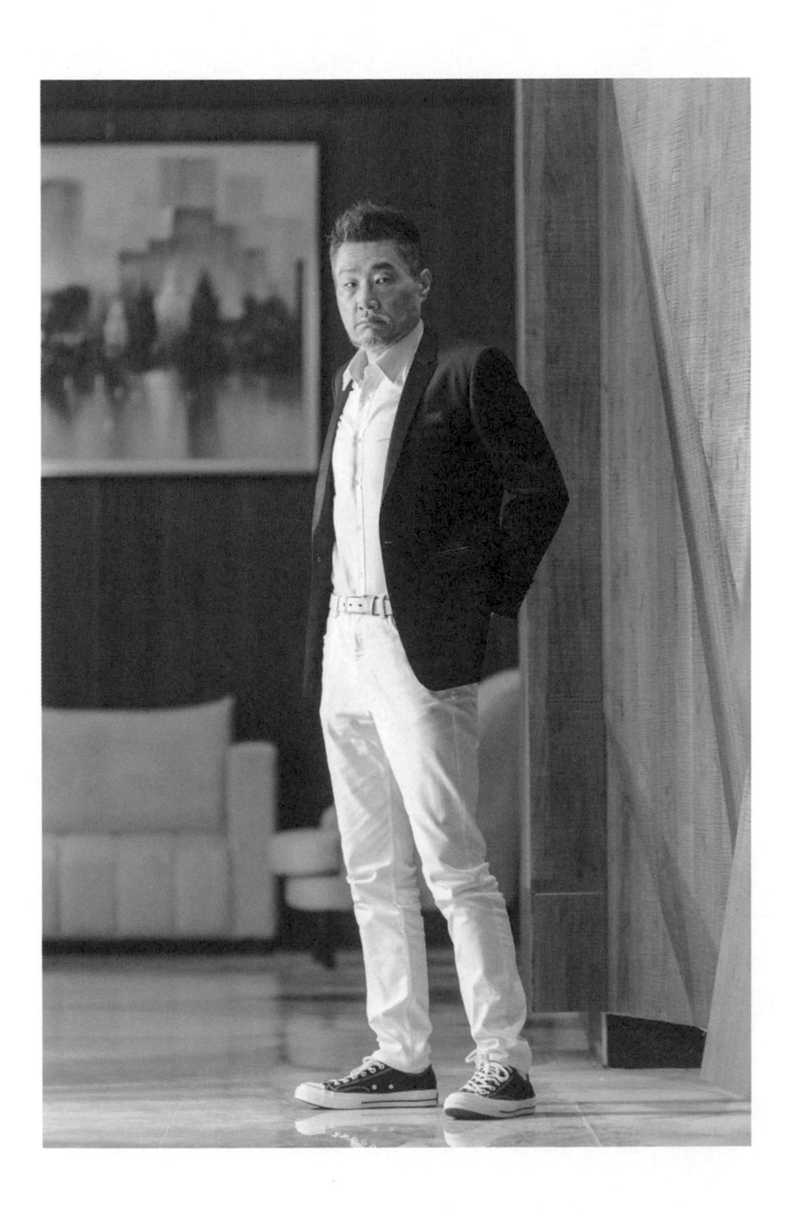

聖經帶你走出迷霧 撥亂反正

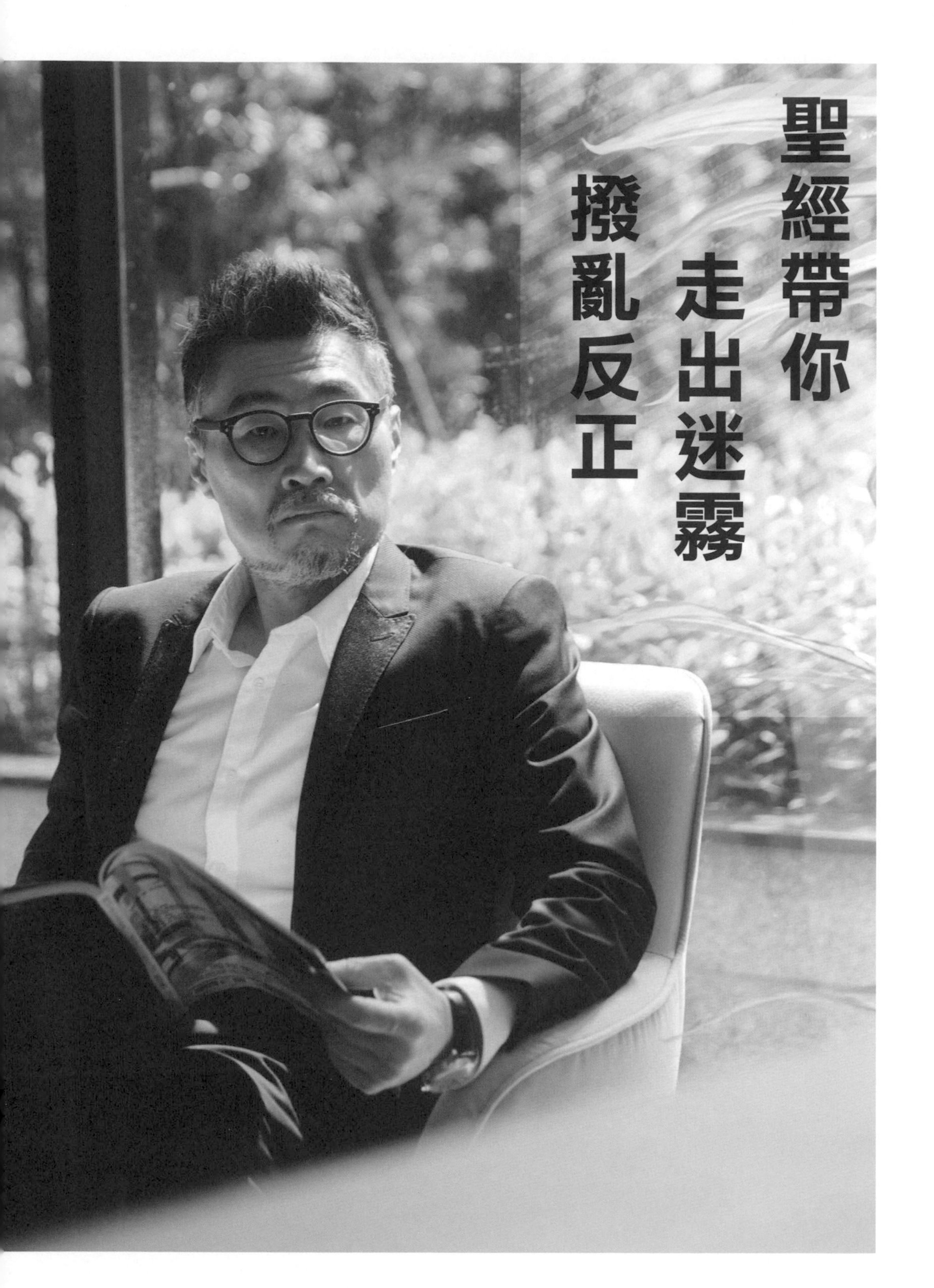

〈傳道書〉第十章第三節 並且愚昧人行路顯出無知，對眾人說，他是愚昧人。

一個人的所作所為，都能顯示他是愚昧還是智慧，從〈傳道書〉和〈箴言〉，往往可以清楚看出愚昧和智慧的比對。我始終選擇服從《聖經》，行智慧之事。做對的事情，獲得的果實，讓人有所憑藉，久而久之，我也培養出一群真理的追隨者，再對比愚昧之人的結果，只是更加證明真理。自以為「養生」，卻只是養出一大堆疾病。聖經的描述有夠傳神！「逆轉」是模仿鋼鐵醫師的梗，那「無知」呢？你呢？你呢？你還要繼續愚昧嗎？沒關係，你的愚昧正好襯托真理和智慧。

〈傳道書〉第九章十一節 我又轉念：見日光之下，快跑的未必能贏；力戰的未必得勝；智慧的未必得糧食；明哲的未必得資財；靈巧的未必得喜悅。所臨到眾人的是在乎當時的機會。

我也照樣造句：「我又轉念：見芸芸眾生，少吃的未必能瘦；多動的未必健康；多蔬果的未必逆轉；養生的未必沒病；吃澱粉的未必有體力。所在乎的是真懂還是不懂裝懂。」

雖然我的造句不見得和經文相對應，不過也能完整表達我的理念。世人做了太多「未必」之事，卻從來不曾反省為什麼做了那麼多，卻始終沒有獲得想要的呢？你所認為對的，往往反而是有問題的，每個人都在做自己覺得對的事情，卻沒有好好反省，那是上帝認為對的事情嗎？你還要繼續錯下去嗎？你還執迷不悟嗎？

〈路加福音〉第十二章五十一至五十三節　你們以為我來，是叫地上太平麼？我告訴你們，不是，乃是叫人分爭。從今以後，一家五個人將要分爭：三個人和兩個人相爭，兩個人和三個人相爭；父親和兒子相爭，兒子和父親相爭；母親和女兒相爭，女兒和母親相爭；婆婆和媳婦相爭，媳婦和婆婆相爭。

〈列王紀上〉第二十二章十三至十四節　那去召米該雅的使者對米該雅說：「眾先知一口同音地都向王說吉言，你不如與他們說一樣的話，也說吉言。」米該雅說：「我指著永生的耶和華起誓，耶和華對我說甚麼，我就說甚麼。」

鋼鐵醫師擅長引起紛爭，因為發現人們都活在謊言中，被騙還很高興、沾沾自喜。人都喜歡聽吉言，人性喜吉惡凶，人們都被教導要說好話，與人為善，勿造爭端。但是，我既然被賦予傳講逆轉真理的使命與重任，我就只說耶和華對我說的，以及祂要我說的。我也知道我說出來的都不容易聽進去，不容易相信，不容易做出來。但既然是真理，說出去自然會有信徒出現、認同、擁抱、實踐、受益、得救。如今逆轉已經慢慢形成全球旋風，我深感欣慰。

鋼鐵醫師也痛恨粉飾太平，明明很糟卻總說「你好我好大家好」的那些人。引起紛爭是為了揪出問題，解救步步走向滅亡的身體與靈魂。紛爭往往才能使問題被重視，才能有撥亂反正的契機，獲得真正的解救之道。魯蛇們鄉愿，畏首畏尾，怕引起紛爭。我只能說，活該你們永遠是魯蛇，永遠是智障。我早就知道為真理發言吃力不討好，會引發糾紛，但我不怕，我只做上帝眼中對的事情！鋼鐵醫師為真理發言，大多數人們卻抗拒真理，你對我對大家都對。引起紛爭是真理的特性，沒有「大家都對」這回事，對錯真假是有絕對標準的。

不要害怕紛爭，不要躲避衝撞，相信真理終將帶來自由！《聖經》是真理，真理之外，皆是虛假，沒有灰色地帶，對就是對，錯就是錯。用「真理」的標準衡量「道理」，發現有錯，就必須改正。歡迎上擂台，一較高下！我可不會手下留情，「逆轉真理」就是真理，既然出於神，我就有神的權柄，未曾輸過，也不會輸。我不怕紛爭，不躲避衝撞。我不是好戰，我是捍衛真理。

鋼鐵醫師常因為真理的緣故電爆無知，説話口氣又嗆又衝、尖酸刻薄。因為覺得説軟趴趴、聽起來順耳、好聽舒服的話，真的沒屁用。雖然沒到愛之深責之切的地步，至少電爆打醒，這些死都不能不吃三餐的無知大眾，也算是一種對社會愛的表達吧！就像魯迅認為裝睡的人叫不醒，魯迅也是位醫生，他寫作諷刺都是出於愛，沒有愛心，連諷刺都懶。

〈約伯記〉第十三章第四節　你們是編造謊言的，都是無用的醫生。

開藥治療糖尿病、高血壓的醫生們，這節經文送給你們。

用藥治療糖尿病、高血壓，無用！

用藥可治療糖尿病、高血壓？謊言！

用藥治療糖尿病、高血壓，是編造出來的！

認識逆轉、相信逆轉、施行逆轉，方能得救；相信藥物、按時服藥，終必滅亡！

你知道《聖經》有一卷書叫〈西番雅書〉嗎？你知道除去刑罰之後的喜樂嗎？

〈西番雅書〉第三章十四至十七節　錫安的民哪，應當歌唱！以色列啊，應當歡呼！耶路撒冷的民哪，應當滿心歡喜快樂！耶和華已經除去你的刑罰，趕出你的仇敵。以色列的王——耶和華在你中間；你必不再懼怕災禍。當那日，必有話向耶路撒冷說：不要懼怕！錫安哪；不要手軟！耶和華——你的神是施行拯救、大有能力的主。他在你中間必因你歡欣喜樂，默然愛你，且因你喜樂而歡呼。

〈詩篇〉第十三篇五至十六節　但我倚靠你的慈愛；我的心因你的救恩快樂。我要向耶和華歌唱，因他用厚恩待我。

也會有因事務繁忙耗費精神累翻了的時候，遇到逆境更令人心煩意躁。但上帝卻吩咐我歡呼喜樂！因為刑罰已經除去，仇敵已經趕出；不需懼怕也不要手軟！「刑罰」是非常重要的概念，也唯有祂的愛，才能除去刑罰。刑罰來自於我們的罪，當然也包括了疾病。信靠上帝，什麼災難都能拯救。世上有何神，使我喜樂到歡呼的程度？只有耶和華，我的神，我的主，讚美祂至聖尊名！祂藉由《聖經》回應我，除去我的刑罰，逆轉我的壞心情。而我忙碌之餘，也不忘歌頌讚美上帝，because He has been good to you and me!

〈使徒行傳〉第十七章十一至十三節　這地方的人賢於帖撒羅尼迦的人，甘心領受這道，天天考查聖經，要曉得這道是與不是。所以他們中間多有相信的，又有希利尼尊貴的婦女，男子也不少。但帖撒羅尼迦的猶太人知道保羅又在庇哩亞傳神的道，也就往那裡去，聳動攪擾眾人。

Now the Berean Jews were of more noble character than those in Thessalonica, for they received the message with great eagerness and examined the Scriptures every day to see if what Paul said was true.

As a result, many of them believed, as did also a number of prominent Greek women and many Greek men.

But when the Jews in Thessalonica learned that Paul was preaching the word of God at Berea, some of them went there too, agitating the crowds and stirring them up.

賢人：noble character people 聽見道理，會去查考驗證，要曉得這道是與不是；若是，就相信。

閒人：不管是非，不經查考驗證，竭盡所能，聳動攪擾。

鹹人：講的話都是虛假的惡言，他們不敬畏上帝，心中只有苦毒。

嫌人：對任何事情，抱持嫌棄到底的態度，最後還讓自己成為人人棄嫌的人。

我能逆轉的，只有「賢人」。而你，又是哪種人？

〈哥林多後書〉第四章一至四節　我們既然蒙憐憫，受了這職分，就不喪膽，乃將那些暗昧可恥的事棄絕了；不行詭詐，不謬講神的道理，只將真理表明出來，好在神面前把自己薦與各人的良心。如果我們的福音蒙蔽，就是蒙蔽在滅亡的人身上。此等不信之人被這世界的神弄瞎了心眼，不叫基督榮耀福音的光照著他們。基督本是神的像。

我既然受了傳講「逆轉真道」之職分，領受上帝的呼召，就必不喪膽，棄絕暗昧可恥的事；不行詭詐，不謬講道理，只表明真理。聽者不見得都能夠逆轉，原因包括：

1. 被蒙蔽：怎麼秀給他都看不見。
2. 不信：少吃多運動誰不會？幹嘛聽你的？
3. 心眼被弄瞎：寧願被騙，掏錢給那些告訴你什麼都不用做，只要站上這台機器，幫你抖抖抖，脂肪就抖掉了的鬼東西。要真的這麼好用，早就沒胖子了。

結果就是滅亡。

〈腓立比書〉第一章九至十節 我所禱告的，就是要你們的愛心在知識和各樣見識上多而又多，使你們能分別是非（或作：喜愛那美好的事），作誠實無過的人，直到基督的日子。

愛心是要靠「知識」（knowledge）和「各樣見識」（all discernment (ESV)、depth insight (NIV)＊）才能變多。我看到的是百分之九十九的人，

熱心或愛心有餘，知識卻嚴重不足，（**〈羅馬書〉第十章第二節**　我可以證明他們向神有熱心，但不是按著真知識），給的建議都是餿主意，胡扯瞎扯，讓鋼鐵醫師抓狂，只想打爆電爆這些號稱「專家」的鬼扯大王！

〈提摩太後書〉第四章二至五節　務要傳道，無論得時不得時，總要專心；並用百般的忍耐，各樣的教訓，責備人、警戒人、勸勉人。因為時候要到，人必厭煩純正的道理，耳朵發癢，就隨從自己的情慾，增添好些師傅，並且掩耳不聽真道，偏向荒渺的言語。你卻要凡事謹慎，忍受苦難，作傳道的工夫，盡你的職分。

2 Timothy 4 : 2-5 | NIV　Preach the word; be prepared in season and out of season; correct, rebuke and encourage—with great patience and careful instruction.

For the time will come when people will not put up with sound doctrine. Instead, to suit their own desires, they will gather around them a great number of teachers to say what their itching ears want to hear.

They will turn their ears away from the truth and turn aside to myths.
But you, keep your head in all situations, endure hardship, do the work of an evangelist, discharge all the duties of your ministry.

〈彼得後書〉第二章一至三節　從前在百姓中有假先知起來，將來在你們中間也必有假師傅，私自引進陷害人的異端，連買他們的主他們也不承認，自取速速的滅亡。將有許多人隨從他們邪淫的行為，便叫真道因他們的緣故被毀謗。他們因有貪心，要用捏造的言語在你們身上取利。他們的刑罰，自古以來並不遲延；他們的滅亡也必速速來到（原文是不打盹）。

這兩段經文都是描寫末世，《聖經》兩千年前就預告了，現在就是所謂的時候（末世）到了，末世亂象如下：

1. 人必厭煩純正的道理：越純正、越sound doctrine or sound teaching人越排斥。
2. 耳朵發癢，就隨從自己的情慾，增添好些師傅：不聽應該聽的真理，只聽自己想聽、喜歡聽的、順耳的歪理爛理。這時代充斥著假先知、假師傅，他們以私意引進陷害人的異端。因貪心，所以捏造言語，在人們身上取利，並且引誘追隨者行邪淫，同時讓真道因他們的緣故被毀謗。

3. 掩耳不聽真道：越是真理越蓄意拒絕，現代人正是如此。
4. 偏向荒渺的言語：落入無知愚昧的偏方、迷思和錯謬。講個好笑的例子，曾聽人說過：「咖啡裡的水不是水。」我反問：「不是水，那你用什麼泡咖啡？」他答不出來。我沒開玩笑，沒編故事，不是所有人都有common sense.

而且，他們的刑罰並不遲延；他們的滅亡速速來到。故此，鋼鐵醫師持守真理，忠心傳揚逆轉真道；不捏造作假、不過當取利。所以不管你喜不喜歡，我就是要說！並用百般的忍耐，各樣的教訓，責備人、警戒人、勸勉人；既然《聖經》都這樣說了，那我也只能電爆、電爆，再電爆！否則無知將會如毒瘤般擴散。我繼續作我傳道的工夫，盡我的職分：I'm ready Lord!

〈提摩太後書〉第三章七節　常常學習，終久不能明白真道。

2 Timothy 3 : 7 | NIV

Always learning but never able to come to a knowledge of the truth.

Always learning but never getting...

鋼鐵醫師開設的「營養顧問培訓班」也有一些學員，看起來很好學，我很好奇問他們為何報名參加，得到的答案竟然是：「有課就上」、「有名就報」，結果我發現，這種人課上越多越無知愚蠢。

到處報名就可以上課，聽到的只是道理。

真的必須聽必須用心學習的，叫做真理。

道理很多套，而且人人會說。

真理只一套，而且少人會說。

你是很會講道理的「師傅」？還是跟我一樣只講真理？

〈啟示錄〉第二章二節 我知道你的行為、勞碌、忍耐，也知道你不能容忍惡人。你也曾試驗那自稱為使徒卻不是使徒的，看出他們是假的來。

社會與商場中充斥各種「假的」東西：

1. 假先知、假師傅：危言聳聽、迷惑無知、騙財騙色、騙吃騙喝。
2. 假情假意：我愛你一生一世不渝……你沒錢了，跑得無影無蹤。
3. 假教訓、假道理：短暫噱頭、天花亂墜；削爆凱子、獲取暴利。
4. 假療程、假產品：誇大療效、誆騙謊稱、虛有其表、敗絮其中。
5. 假朋友：不吃不行啊、多少吃一點、能吃就是福、明天再運動。

一切攏系GAY！還是聖經真理牢靠！

＊NIV新國際版聖經（New International Version, 1978）和ESV英語標準聖經譯本（English Standard Version,2001），是目前極為常見的兩個《聖經》英譯版本。

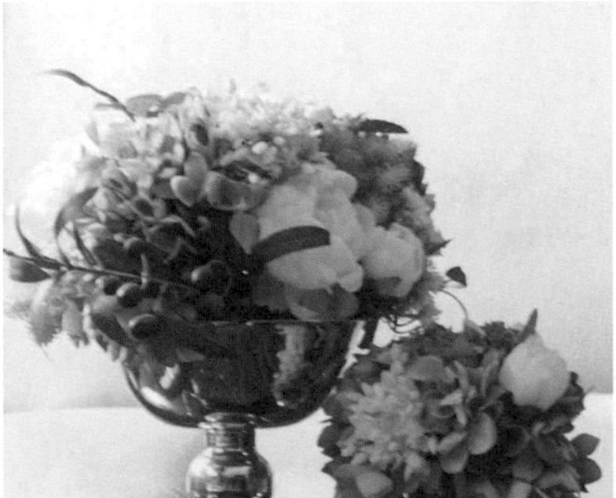

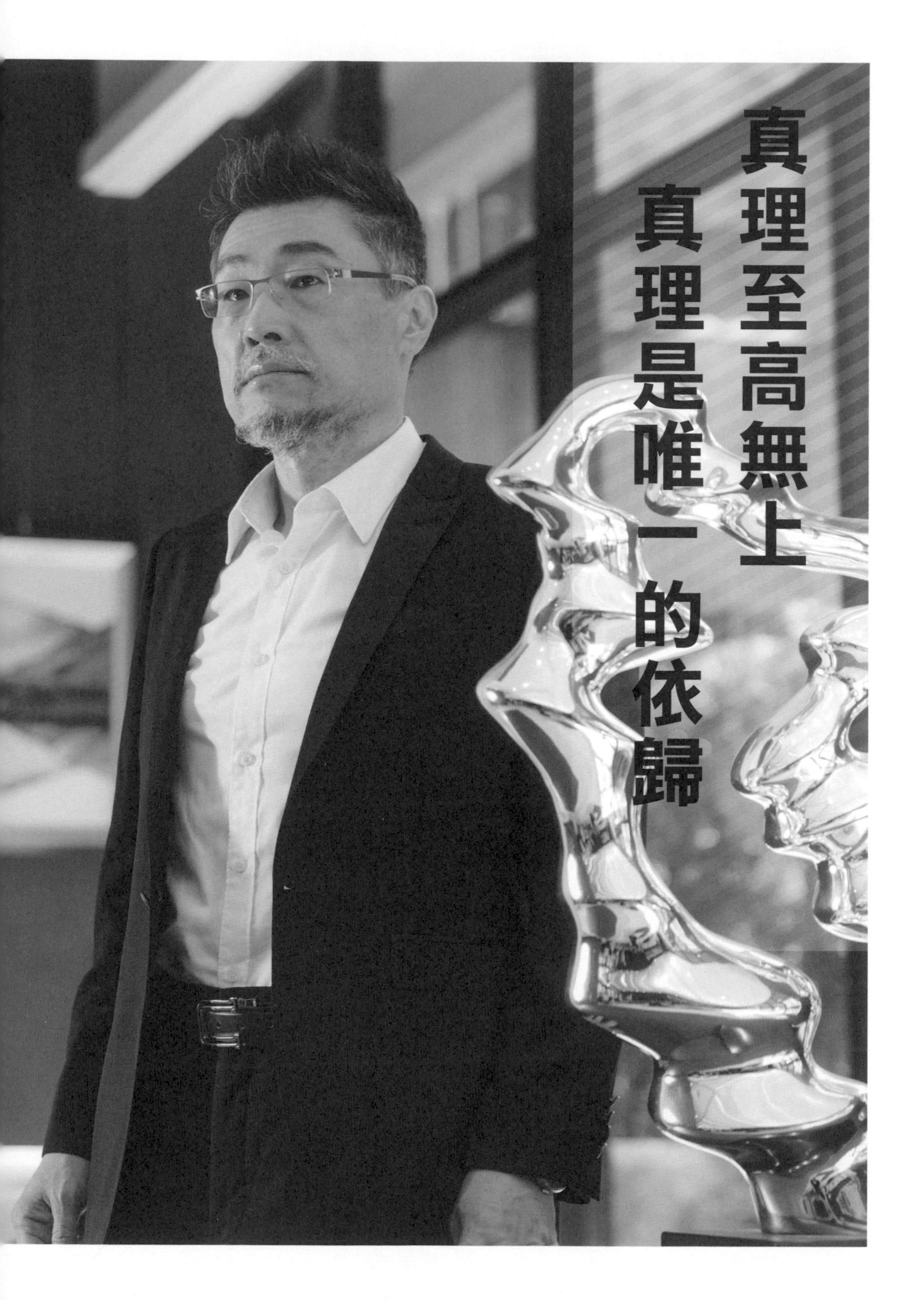

真理至高無上
真理是唯一的依歸

〈以賽亞書〉第十一章第一節　從耶西的本（原文是墩）必發一條；從他根生的枝子必結果實。

〈以賽亞書〉第十一章第二節　耶和華的靈必住在他身上，就是使他有智慧和聰明的靈，謀略和能力的靈，知識和敬畏耶和華的靈。

A shoot will come up from the stump of Jesse;
from his roots a Branch will bear fruit.
The Spirit of the Lord will rest on him—
the Spirit of wisdom and of understanding,
the Spirit of counsel and of might,
the Spirit of the knowledge and fear of the Lord—

〈彼得後書〉第三章十六至十八節　他一切的信上也都是講論這事。信中有些難明白的，那無學問、不堅固的人強解，如強解別的經書一樣，就自取沉淪。親愛的弟兄阿，你們既然預先知道這事，就當防備，恐怕被惡人的錯謬誘惑，就從自己堅固的地步上墜落。你們卻要在我們主——救主耶穌基督的恩典和知識上有長進。願榮耀歸給他，從今直到永遠。阿們！

最近聽到一句話很諷刺卻很寫實：「有些人（而且是大多數人）只長痔瘡，不長智慧。」這句話太傳神，讓鋼鐵醫師笑到嘴歪。

既然是真理，上帝就會賜下能力，我所信仰的上帝是全能的神，敬畏耶和華是智慧的開端，一切「真知識」皆由祂而來。例如哈佛大學的第一個系，就是神學系，因為不認識神，就不能認識其他的學問。Theology（神學）的 Theo 就是「神」，logy 是「道」。例如 Biology（生物學）、Psychology（心理學），它們的字根都是 Logy，就是「道」，所有的學問都是「道」，而「道」是什麼？「道」就是耶穌，經由耶穌，我們才能往父那裏去。所有學問的源頭就是「神」，不敬畏神的人，就算學識再豐富，也不見得是智慧之人，不見得是懂「道」的人。

因為你不敬畏源頭，你所獲得的知識，會帶給你真正的智慧嗎？你只獲得普通的，甚至是錯的「道理」，絕對不是「真理」。我讀一本《聖經》，勝過你讀千萬本書，我獲得的是真知識，那你呢？你要繼續「都不錯」、「都好」嗎？那麼多垃圾資訊，你卻沒有分辨的能力，成為愚昧的人，你還覺得好嗎？

為什麼鋼鐵醫師常用尖銳口氣電爆無知？因為就是有許多「無學問的」（the ignorant）與「不堅固的」（the unstable）人按自己的認（無）知強解「逆轉之道」，這些人這樣做的結果是自取沉淪。所以我時刻防備，恐怕被惡人的錯謬誘惑，就從自己堅固的地步上墜落。不斷自修鍛鍊，禁食健身，在恩典與知識上不停長進，我深知：

wisdom and understanding 智慧與聰明，不是似懂非懂、不懂裝懂。

counsel and might 謀略和能力，不是莽撞暴衝、無腦無能。

knowledge and fear of the Lord 知識和敬畏耶和華，不是無知、什麼都拜。

耶和華上帝的靈，我歡迎祢，愛祢！

〈詩篇〉第九十篇十二節　求你指教我們怎樣數算自己的日子，好叫我們得著智慧的心。

〈尼希米記〉第九章二十一至二十五節　在曠野四十年，你養育他們，他們就一無所缺：衣服沒有穿破，腳也沒有腫。並且你將列國之地照分賜給他們，他們就得了西宏之地、希實本王之地，和巴珊王噩之地。你也使他們的子孫多如天上的星，帶他們到你所應許他們列祖進入得為業之地。這樣，他們進去得了那地，你在他們面前制伏那地的居民，就是迦南人；將迦南人和其君王，並那地的居民，都交在他們手裡，讓他們任意而待。他們得了堅固的城邑、肥美的地土、充滿各樣美物的房屋、鑿成的水井、葡萄園、橄欖園，並許多果木樹。他們就喫而得飽，身體肥胖，因你的大恩，心中快樂。

有一種智慧，教我們如何數算自己的日子，我就用兩樣東西作為每天的領受：

1. 手錶：用來搭配服裝、秀出品味；更重要的是提醒自己愛惜光陰，數算自己的日子。

2. 鋼筆：用來抄聖經、寫心得日記、思考生命，以及數算上帝的恩典。

若人活著，不數算自己的日子，不數算上帝的恩典，那麼活著也與畜類沒有兩樣；自我受洗四十年來（一九七九年二月十三日受洗重生得救），每天早上讀經寫日記從未間斷，為的是得著智慧，驅除無知，感謝上帝，讓我每天都比前一天多長智慧，少長痔瘡！這四十年來，祂養育我一家人，一無所缺：衣服沒有穿破，腳也沒有腫。而今祂讓我得了堅固的城邑、肥美的地土、充滿各樣美物的房屋、鑿成的水井、葡萄園、橄欖園，並許多果木樹。我就喫而得飽，身心強健，因祂的大恩，心中快樂。

為了這四十年的豐盛厚恩，特此感謝！

〈撒母耳記下〉第五章第十節 大衛日見強盛，因為耶和華——萬軍之神與他同在。

〈撒母耳記下〉第五章第二十節 大衛來到巴力毗拉心，在那裡擊殺非利士人，說：耶和華在我面前沖破敵人，如同水沖去一般。因此稱那地方為巴力毗拉心。

〈撒母耳記下〉第五章第二十一至二十二節　大衛對米甲說：這是在耶和華面前；耶和華已揀選我，廢了你父和你父的全家，立我作耶和華民以色列的君，所以我必在耶和華面前跳舞。我也必更加卑微，自己看為輕賤。你所說的那些婢女，他們倒要尊敬我。

日見強盛 greater and greater，我從小就夢想成為偉大的人，但靠自己努力，讓自己厲害，結果只有「尾」大；沒有耶和華萬軍之神的同在，尾巴再大意義也不大。萬軍之神耶和華同在會怎樣？祂會為我沖破敵人，如同水沖去一般！鋼鐵醫師對這句話很有感！更加卑微自己，才會得到別人尊敬。感謝萬軍之神耶和華！

〈詩篇〉第三十七篇三十四節　你當等候耶和華，遵守他的道，他就抬舉你，使你承受地土；惡人被剪除的時候，你必看見。

〈耶利米書〉第四十五章第四至五節　你要這樣告訴他，耶和華如此說：

我所建立的，我必拆毀；我所栽植的，我必拔出；在全地我都如此行。你為自己圖謀大事麼？不要圖謀！我必使災禍臨到凡有血氣的。但你無論往哪裡去，我必使你以自己的命為掠物。這是耶和華說的。

Sometimes you did everything you could and still didn't get the results you wanted.

這時就是「等候」的最佳時刻！

等候柳暗花明。

等候久旱甘霖。

等候揚眉吐氣。

等候金榜題名。

等候突破瓶頸。

等候承受地土。

等候惡人剪除。

我再說，要等候耶和華！你問我為什麼你還是沒有等到最佳時刻？

靠遨，你才做幾天？拎北健身三十幾年，你才三天，不懂得等候。

過去鋼鐵醫師圖謀過許多大事，卻一一被拆毀、拔出；一直到放棄為自己圖謀大事，耶和華才建立、栽植，災禍才逐漸遠離。一切都是因為上帝的慈愛永遠長存，特別是在管教你我的當下，很不舒服，之後卻能結出義的果子。

不要排斥被管教修剪。
不要為自己圖謀大事。
要乖乖等候建立栽植。
要耐心等候災禍離去。
要常常喜樂凡事謝恩。

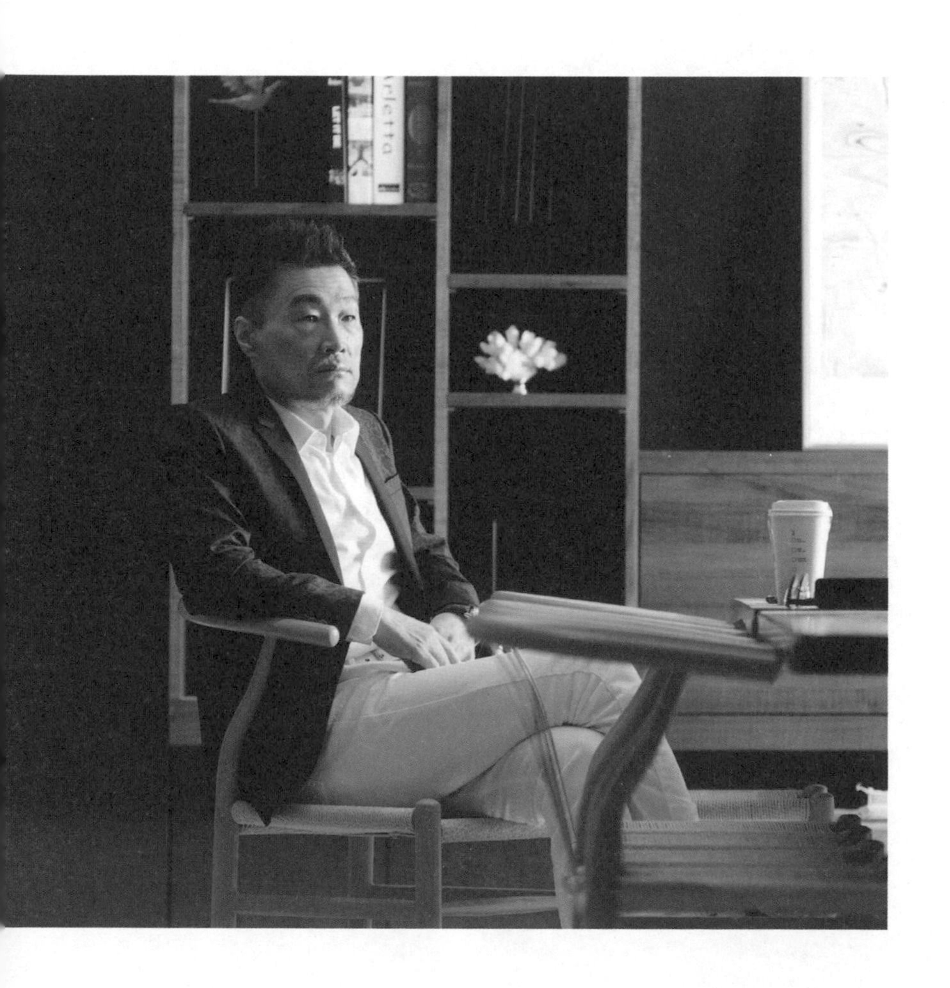

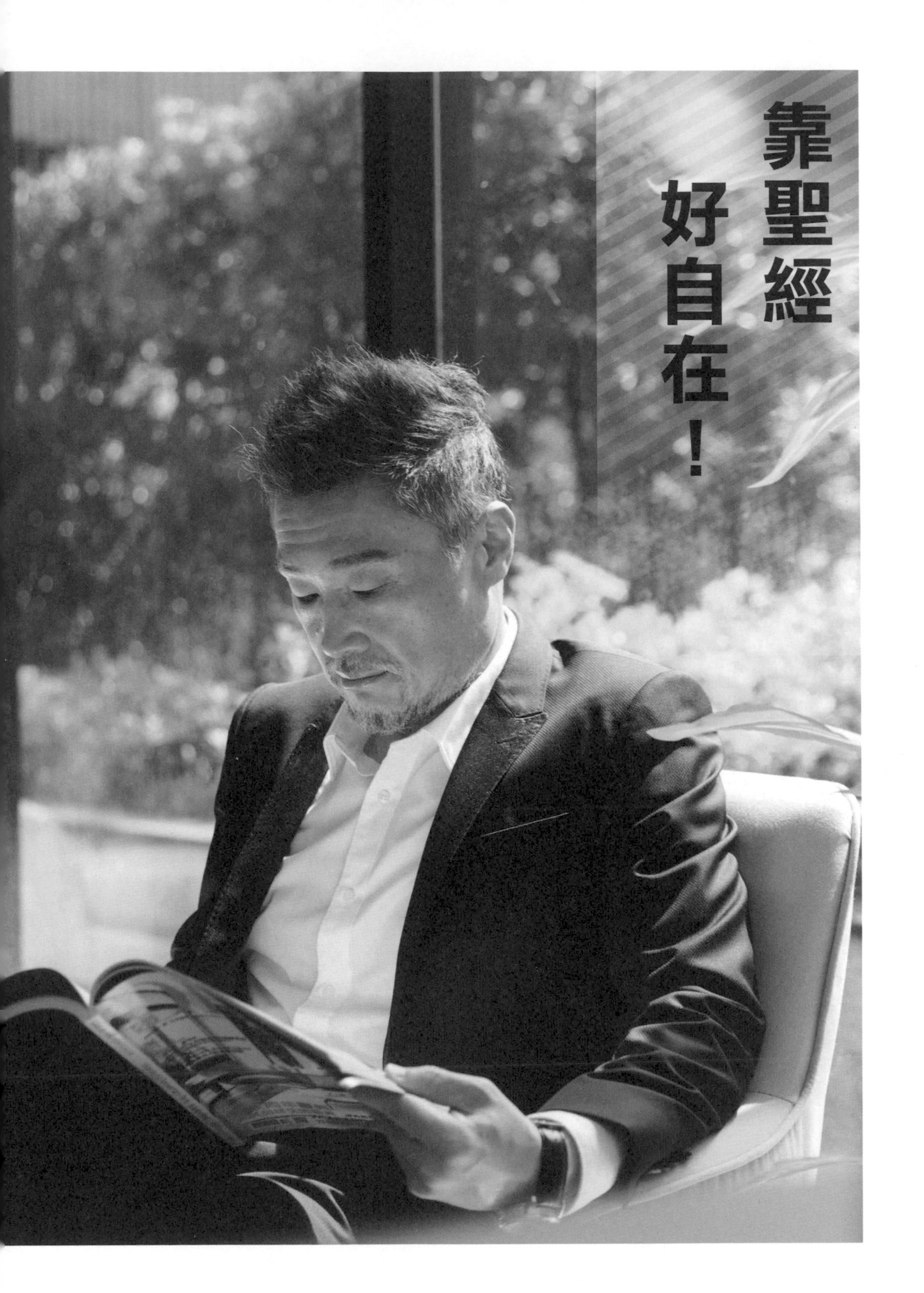
靠聖經
好自在！

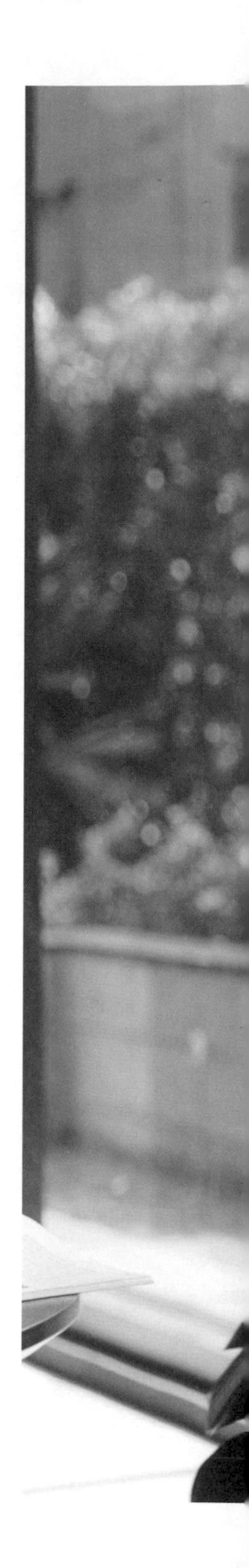

〈以賽亞書〉第三十章二十三至二十六節　你將種子撒在地裡，主必降雨在其上，並使地所出的糧肥美豐盛。到那時，你的牲畜必在寬闊的草場喫草。耕地的牛和驢駒必喫加鹽的料；這料是用木杴和杈子揚淨的。在大行殺戮的日子，高臺倒塌的時候，各高山岡陵必有川流河湧。當耶和華纏裹他百姓的損處，醫治他民鞭傷的日子，月光必像日光，日光必加七倍，像七日的光一樣。

信靠耶和華上帝，押寶押在他身上，剛開始也許沒啥動靜、沒啥進展、沒啥用。但是慢慢地，你會發現改變。你不堅持，你就看不見逆轉。缺乏終變豐盛，狹窄終變寬闊，勉強充飢終變肥甘美食，倒塌高臺終變川流河湧，微弱月光終變七倍日光。

這就是逆轉！只有累積，才會看見「神蹟」。你以為神蹟是魔術嗎？

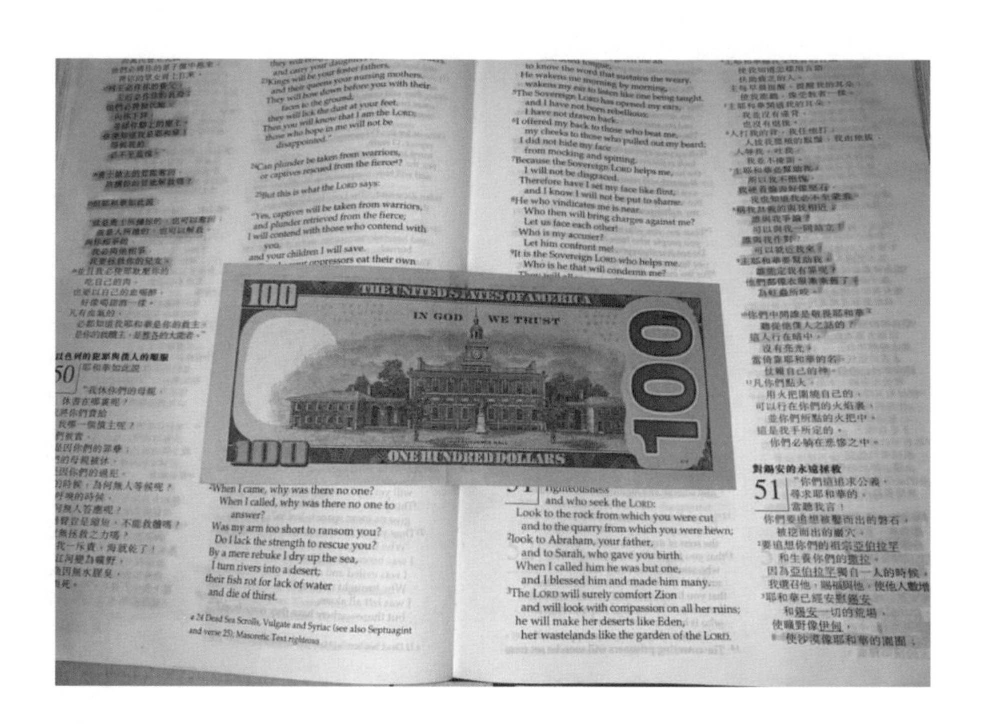

突然間就出現，其實，都是累積，都是逆轉的神蹟。鋼鐵醫師的經歷是這樣，你還在倚靠自己，或拜一些無用的假神嗎？別傻別瞎了！來倚靠上帝吧！

如果你只看到鈔票，沒看到鈔票上的重點，那就太俗氣了！鋼鐵醫師看美鈔，只看見最大的重點 IN GOD WE TRUST，全世界的鈔票，只有美鈔有這句。而這張美鈔底下的經文是：

〈以賽亞書〉第四十九章二十三至二十六節　列王必作你的養父；王后必作你的乳母。他們必將臉伏地，向你下拜，並舔你腳上的塵土。你便知道我是耶和華；等候我的必不致羞愧。勇士搶去的豈能奪回？

該擄掠的豈能解救麼？但耶和華如此說：就是勇士所擄掠的，也可以奪回；強暴人所搶的，也可以解救。與你相爭的，我必與他相爭；我要拯救你的兒女。並且我必使那欺壓你的喫自己的肉，也要以自己的血喝醉，好像喝甜酒一樣。凡有血氣的必都知道我——耶和華是你的救主，是你的救贖主，是雅各的大能者。

被耶和華全能上帝揀選、呼召、差遣的先知所做的工作吃力不討好，所傳遞的信息沒人聽得入耳，然而祂卻為祂的僕人預備足夠謀略、能力與口才，更賜大而可畏的權柄，足以撂倒勇士、強暴之徒與相爭之輩。鋼鐵醫師也是被呼召、被賦予傳講「逆轉之道」之使命的先知。表面上沒背景沒靠山，敵方卻不知道我手上有一把開了無人能關、關了無人能開的鑰匙，欺壓我的必舔土、吃自己的肉、喝自己的血。當人們質疑我憑什麼的時候，我可以坦然無懼的回答 IN GOD WE TRUST。

憑著永生上帝所賜的權柄。

憑著聖靈加給的屬天智慧。

憑著耶穌死裡復活的大能。
憑著禁食濫跑咖啡的神效。
憑著牛肉紅酒的天堂享受。
憑著零卡燒脂的神奇威力。
憑著相信遵行真理的堅持。
憑著揭露定時三餐的錯謬。
憑著揭穿生病吃藥的謊言。
憑著拆穿少油少肉的騙局。
憑著鼓勵不走只跑的紀律。
憑著飢餓治百病的真知識。
憑著親身體驗的如山鐵證。
憑著成功案例的迅速堆積。
是的，就憑著我信靠上帝！

〈以賽亞書〉第六十一章第一至七節 主耶和華的靈在我身上；因為耶和

華用膏膏我，叫我傳好信息給謙卑的人（或譯：傳福音給貧窮的人），差遣我醫好傷心的人，報告被擄的得釋放，被囚的出監牢；報告耶和華的恩年，和我們神報仇的日子；安慰一切悲哀的人，賜華冠與錫安悲哀的人，代替灰塵；喜樂油代替悲哀；讚美衣代替憂傷之靈；使他們稱為公義樹，是耶和華所栽的，叫他得榮耀。他們必修造已久的荒場，建立先前淒涼之處，重修歷代荒涼之城。那時，外人必起來牧放你們的羊群；外邦人必作你們耕種田地的，修理葡萄園的。你們倒要稱為耶和華的祭司；人必稱你們為我們神的僕役。你們必喫用列國的財物，因得他們的榮耀自誇。你們必得加倍的好處，代替所受的羞辱；分中所得的喜樂，必代替所受的凌辱。在境內必得加倍的產業；永遠之樂必歸與你們（原文是他們）。

華冠代替灰塵，喜樂油代替悲哀，讚美衣代替憂傷之靈，加倍好處代替所受羞辱，分中所得喜樂代替所受凌辱。

耶穌用所受的鞭傷，代替我們所應該受的刑罰；用上十字架的釘痕，代替我們應該受的咒詛。鋼鐵醫師得著了「代替」的恩典；逆轉，正是一種「代替」的恩典。耶穌為我們成了替代，祂以祂的無罪，代替了我們的有罪。（舊約〉中，不斷的獻祭，只夠一時之用，唯有耶穌，一次的獻祭，夠我們永遠使用。如同逆轉一次，永遠有效，只要你維持下去。鋼鐵醫師勸你不要無知的拜來拜去，和我一起領受祂救贖，代罪的深恩吧！

〈耶利米書〉第十七章第五至八節　耶和華如此說：倚靠人血肉的膀臂，心中離棄耶和華的，那人有禍了！因他必像沙漠的杜松，不見福樂來到，卻要住曠野乾旱之處，無人居住的鹼地倚靠耶和華、以耶和華為可靠的，那人有福了！他必像樹栽於水旁，在河邊扎根，炎熱來到，並不懼怕，葉子仍必青翠，在乾旱之年毫無掛慮，而且結果不止。

耶和華是可靠的，鋼鐵醫師靠了四十年，可以作證，千真萬確；特別在人生「炎熱」難捱時期，祂更是可靠的。反觀，人一點也不可靠。靠人有禍，靠神有福！你靠的是什麼？你靠的是誰？自己？靠自己穩嗎？靠耶和華上帝，才能成為結果不止、葉子青翠的抗旱樹，介紹你來信靠祂！逆轉也是如此，經由不斷的操練，才能結出美好的果子。

〈民數記書〉第三十二章十至十二節 當日，耶和華的怒氣發作，就起誓說：凡從埃及上來、二十歲以外的人斷不得看見我對亞伯拉罕、以撒、雅各起誓應許之地，因為他們沒有專心跟從我。惟有基尼洗族耶孚尼的兒子迦勒和嫩的兒子約書亞可以看見，因為他們專心跟從我。

Wholeheartedly，跟對對象飛黃騰達，跟錯對象一敗塗地；既然跟對，就要專心跟從、跟到底！只有全心跟從，才能看見應許之地。

〈申命記〉第三十章第九至十節 你若聽從耶和華——你神的話，謹守這律法書上所寫的誡命律例，又盡心盡性歸向耶和華——你的神，他必使你手裡所辦的一切事，並你身所生的，牲畜所下的，地土所產的，都綽綽有餘；因為耶和華必再喜悅你，降福與你，像從前喜悅你列祖一樣。

昨晚是「五年級樂團」，睽違三年來的首次聚會，奇妙的是下午有人到診所諮詢時，特別當場跟我買《無論你是叨位人》的專輯CD。我和團員朋友們聊了六小時，聊近況、聊問題、聊計劃、聊逆轉、聊音樂、聊展望……

他們都知道我的生活曾經多麼窘迫，而我的見證讓他們驚嘆不已。其實，我只是謹守誡命罷了，上帝不但逆轉了我的人生，還讓我綽綽有餘。

〈撒母耳記下〉第二十二章十七至二十節　他從高天伸手抓住我，把我從大水中拉上來。他救我脫離我的勁敵和那些恨我的人，因為他們比我強盛。我遭遇災難的日子，他們來攻擊我；但耶和華是我的倚靠。他又領我到寬闊之處；他救拔我，因他喜悅我。

〈提摩太前書〉第六章十二節　你要為真道打那美好的仗，持定永生。你為此被召，也在許多見證人面前，已經作了那美好的見證。

傳揚逆轉真理過程中強碰到不少勁敵，如：

1. 死命用藥的醫療體系。
2. 被誤導的無知老百姓。
3. 自以為是的醫療人士。
4. 光說不做的專家達人。

5. 安逸休息的邪說謬論。

這些都是甚為強大在明在暗的勢力，我唯獨倚靠耶和華上帝的救拔，強勢的把我從大水中拉上來，領我到寬闊之處，只因他喜悅我。因此，我不怕遭災遇難，堅持傳達逆轉真理，may God help the Iron Doc!

我的主人耶穌基督召我為逆轉真道打美好的仗，越打越精彩、越打越兇悍、越打越有勁、越打越強大！逆轉見證人如雪花飄至，滿山滿谷，證明所說不假，由不得你不信！

面對福音，面對逆轉真理，只有兩種選擇：

相信、接受、切實執行，結果就是：完成逆轉。

不信、拒絕、掉頭就走，結果就是：回去吃藥。

〈希伯來書〉第十章十九至二十四節 弟兄們，我們既因耶穌的血得以坦然進入至聖所，是藉著他給我們開了一條又新又活的路，從幔子經過，這幔子就是他的身體。又有一位大祭司治理神的家！並我們心中天良的虧欠已經灑去，身體用清水洗淨了，就當存著誠心和充足的信心來到神面前；

也要堅守我們所承認的指望，不至搖動，因為那應許我們的是信實的。又要彼此相顧，激發愛心，勉勵行善。

逆轉真理追隨者有時候會有孤軍奮鬥的無力感，以下是鋼鐵醫師的建議：

1. 存著誠心和充足的信心來到神面前。
2. 堅守我們所承認的指望，不至搖動。
3. 彼此相顧，激發愛心，和勉勵行善。

鋼鐵醫師會努力凝聚大家的共識，辦聚會，繼續點燃堅固，讓大家繼續做對的事，堅持到底，永不放棄！

〈詩篇〉第五篇十二節　因為你必賜福與義人；耶和華啊，你必用恩惠如同盾牌四面護衛他。

〈詩篇〉第七篇八至十一節　耶和華向眾民施行審判；耶和華啊，求你按我的公義和我心中的純正判斷我。願惡人的惡斷絕！願你堅立義人！因為公義的神察驗人的心腸肺腑。神是我的盾牌；他拯救心裡正直的人。神是公義的審判者，又是天天向惡人發怒的神。

〈詩篇〉第十二篇五至八節 耶和華說：因為困苦人的冤屈和貧窮人的歎息，我現在要起來，把他安置在他所切慕的穩妥之地。耶和華的言語是純淨的言語，如同銀子在泥爐中煉過七次。耶和華啊，你必保護他們；你必保佑他們永遠脫離這世代的人。下流人在世人中升高，就有惡人到處遊行。

要竭力追求公義，因耶和華是公義的神。
要竭力追求公義，因現今世代邪惡。
要竭力追求公義，因耶和華按公義施行審判。
要竭力追求公義，因義人必因此得堅立。
要竭力追求公義，因必得護衛拯救。
要竭力追求公義，因必能躲避耶和華的怒氣。

有困苦冤屈嗎？禱告祈求，祂必起來，把你安置在祂所切慕的穩妥之地。

要勤讀聖經，因是純淨的言語；外面聽到的都是油膩到不行的花言巧語。

這世代的人只會害你，只有耶和華保護你。

鋼鐵醫師在三姊弟中排行老三，姊上劉、哥中劉、我下劉（流）；承蒙上帝升高，卻招致惡人到處遊行——還是交給祂處理吧！

〈約伯記〉第五章六至十三節　禍患原不是從土中出來；患難也不是從地裡發生。人生在世必遇患難，如同火星飛騰。至於我，我必仰望神，把我的事情託付他。他行大事不可測度，行奇事不可勝數：降雨在地上，賜水於田裡；將卑微的安置在高處，將哀痛的舉到穩妥之地；破壞狡猾人的計謀，使他們所謀的不得成就。他叫有智慧的中了自己的詭計，使狡詐人的計謀速速滅亡。

〈哥林多前書〉第十章第十三節　你們所遇見的試探，無非是人所能受的。神是信實的，必不叫你們受試探過於所能受的；在受試探的時候，總要給你們開一條出路，叫你們能忍受得住。

禍患不會無故發生，不是上帝考驗我們，就是我們犯了什麼錯。人生在世必遇患難，怎麼身邊大多數人都一味只想過平順安逸的生活？我真心不懂！遇患難時要仰望託付神，祂行大事不可測度，行奇事不可勝數，不要自以為有多了不起。謙卑後高升，哀痛後穩妥，不舒服後才會舒服。狡猾人計謀必被破壞，狡詐人速速滅亡。感謝上帝讓我經歷禍患！

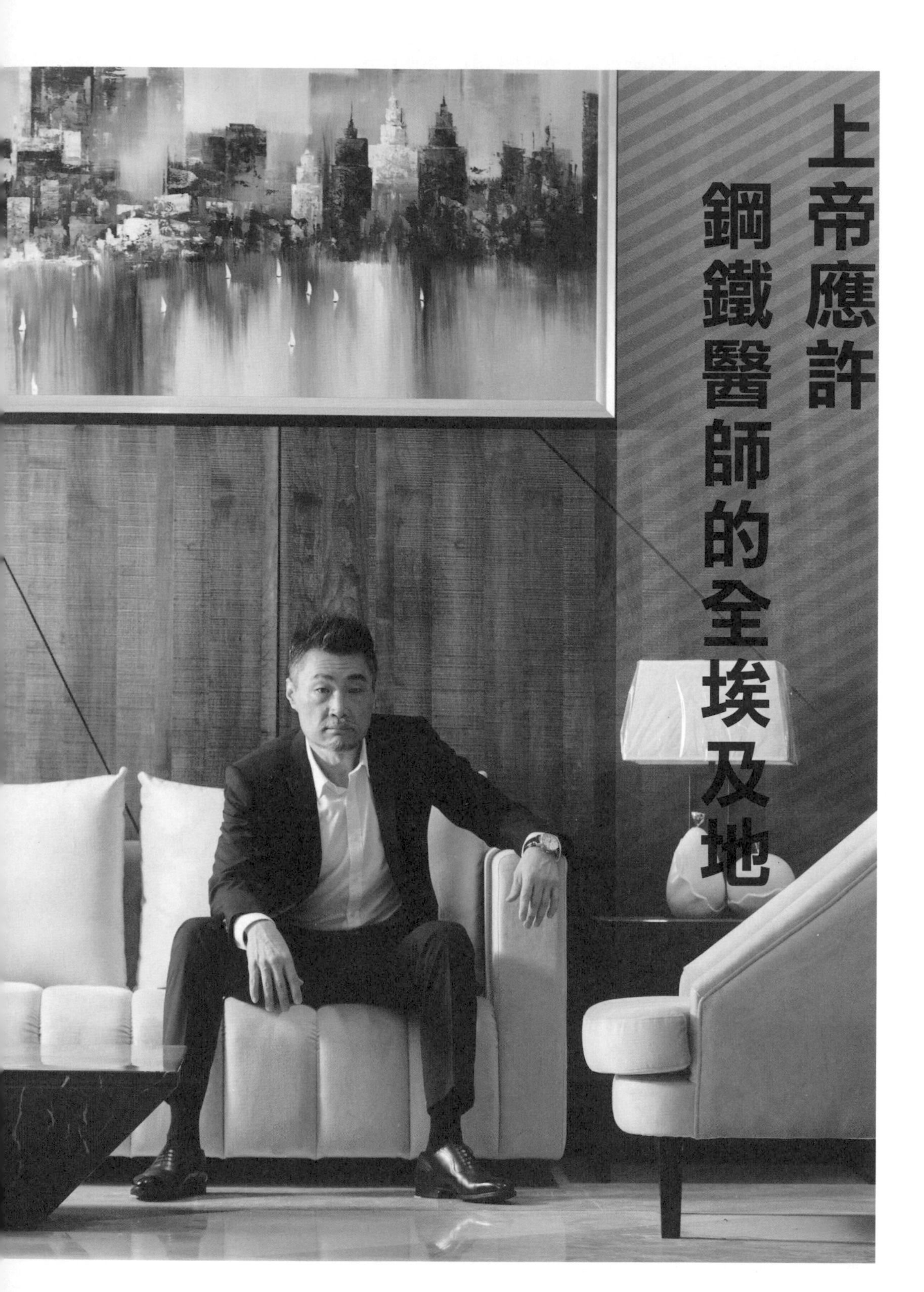

上帝應許鋼鐵醫師的全埃及地

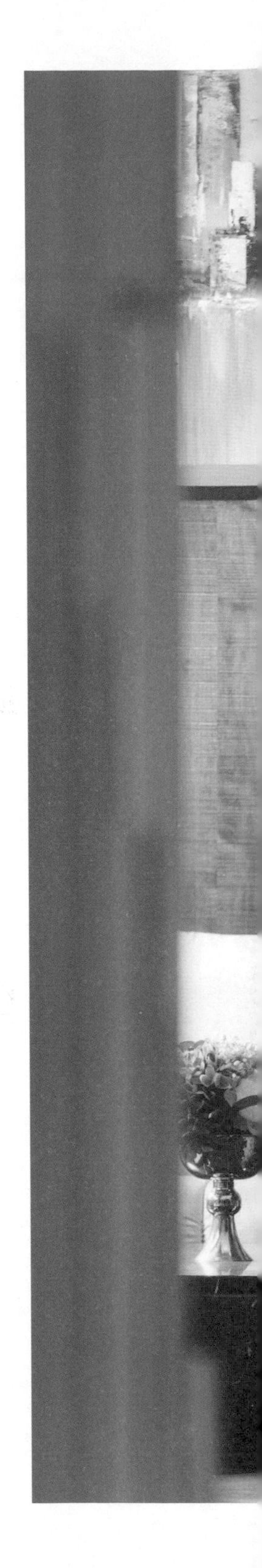

〈使徒行傳〉第二十六章第十八節 我差你到他們那裡去，要叫他們的眼睛得開，從黑暗中歸向光明，從撒旦權下歸向神；又因信我，得蒙赦罪，和一切成聖的人同得基業。

關於慢性代謝性疾病，民眾被醫師們牽著鼻子走、瞎子領瞎子，一味用藥妄想控制，一起走向黑暗深淵、滅亡。上帝差鋼鐵醫師去傳逆轉之道，叫無知者眼睛得開；如今每天都看見聽聞逆轉見證從四面八方傳來。得以與成聖（被分別出來）的人同得基業，上帝分別了這些少數人出來，賜予他們基業。也是給予我的應許。地上的基業，是帶不走的；只有天上的基業，才是永恆。感謝上帝，給了我永恆的基業，在我有限的生命中，得以累積。對此，我與有榮焉，讚美耶穌！

〈彌迦書〉第七章十一節　以色列啊，日子必到，你的牆垣必重修；到那日，你的境界必開展（或譯：命令必傳到遠方）。

〈申命記〉第十二章二十節　耶和華——你的神照他所應許擴張你境界的時候，你心裡想要喫肉，說：我要喫肉，就可以隨心所欲地喫肉。

越來越多世界各國的慢性病患來台北找鋼鐵醫師尋求逆轉，上帝讓「逆轉之道」傳遍地極，也助鋼鐵醫師境界擴張伸展。因著逆轉之道，因著應許，想吃肉，就能隨心所欲的吃肉。感謝天父，讚美耶穌！

〈約珥書〉第二章二十一至二十七節　地土啊，不要懼怕；要歡喜快樂，因為耶和華行了大事。田野的走獸啊，不要懼怕；因為，曠野的草發生，樹木結果，無花果樹、葡萄樹也都效力。錫安的民哪，你們要快樂，為耶和華——你們的神歡喜；因他賜給你們合宜的秋雨，為你們降下甘霖，就是秋雨、春雨，和先前一樣。禾場必滿了麥子；酒醡與油醡必有新酒和油盈溢。我打發到你們中間的大軍隊，就是蝗蟲、蝻子、螞蚱、剪蟲，那些年所喫的，我要補還你們。你們必多喫而得飽足，就讚美為你們行奇妙事之耶和華——你們神的名。我的百姓必永遠不至羞愧。你們必知道我是在以色列中間，又知道我是耶和華——你們的神；在我以外並無別神。我的百姓必永遠不致羞愧。

今天早上，當我醒來準備面對一天的挑戰與壓力，姊姊突然告訴我有一位女牧師在台大醫院，逢人就用鋼鐵醫師「笨蛋」系列叢書傳揚真理，幫助了許多人，讓我心中頓時充滿陽光！耶和華正在行大而可畏之事，把蝗蟲、蝻子、螞蚱、剪蟲，那些年我所被喫的，祂大大的補還給我，不只加倍，更是百倍；祂用秋雨春雨使我的禾場滿了麥子，酒醡與油醡的新酒和油盈溢。之前種的樹木也都結果，無花果樹、葡萄樹也都效力。我真實的感受祂的慈愛和恩典，讚美祂的至聖尊名！

〈創世記〉第四十一章三十八至四十一節　法老對臣僕說：像這樣的人，有神的靈在他裡頭，我們豈能找得著呢？法老對約瑟說：神既將這事都指示你，可見沒有人像你這樣有聰明有智慧。你可以掌管我的家；我的民都必聽從你的話。惟獨在寶座上我比你大。法老又對約瑟說：我派你治理埃及全地。

〈約書亞記〉第一章第六節　你當剛強壯膽！因為你必使這百姓承受那地為業，就是我向他們列祖起誓應許賜給他們的地。

〈約書亞記〉第一章第十一節　你們要走遍營中，吩咐百姓說：當豫備食物；因為三日之內你們要過這約但河，進去得耶和華——你們神賜你們為業之地。

〈約書亞記〉第二章第九節　對他們說：我知道耶和華已經把這地賜給你們，並且因你們的緣故我們都驚慌了。這地的一切居民在你們面前心都消化了；

〈約書亞記〉第二章二十三至二十四節　二人就下山回來，過了河，到嫩的兒子約書亞那裡，向他述說所遭遇的一切事；又對約書亞說：耶和華果然將那全地交在我們手中；那地的一切居民在我們面前心都消化了。

上帝要鋼鐵醫師治理埃及全地。「埃及全地」指的又是什麼？我彷彿約瑟，正在體驗被神高高舉起的尊榮。隨著逆轉的王國越來越擴張，我心中的答案也越來越清晰明顯……上帝所賜給鋼鐵醫師的「地」，原來就是「逆轉」。

It's amazing how people are believing in it!

What's your land God promised?

Chapter 4——改革，由你做起

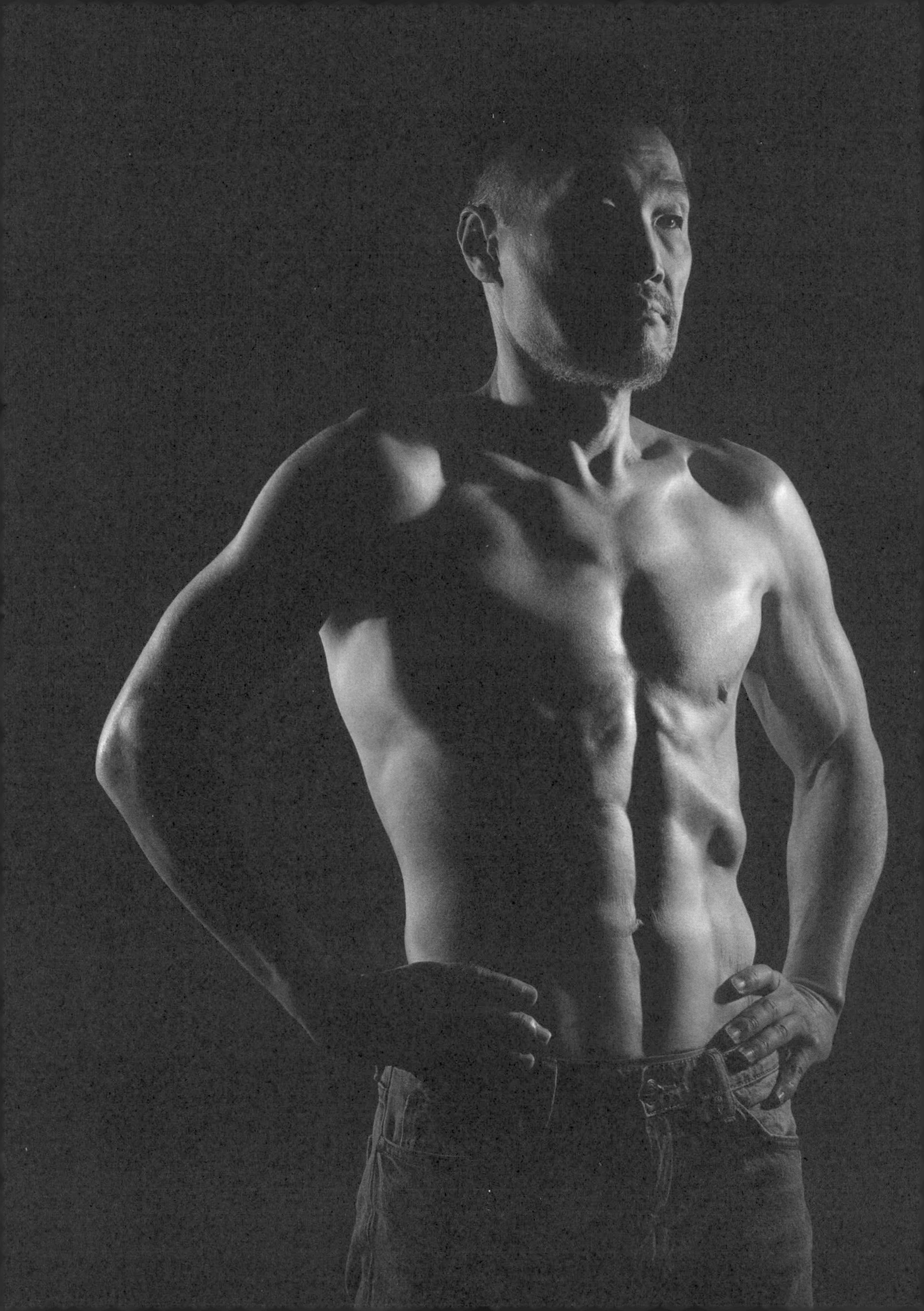

改革 由你做起

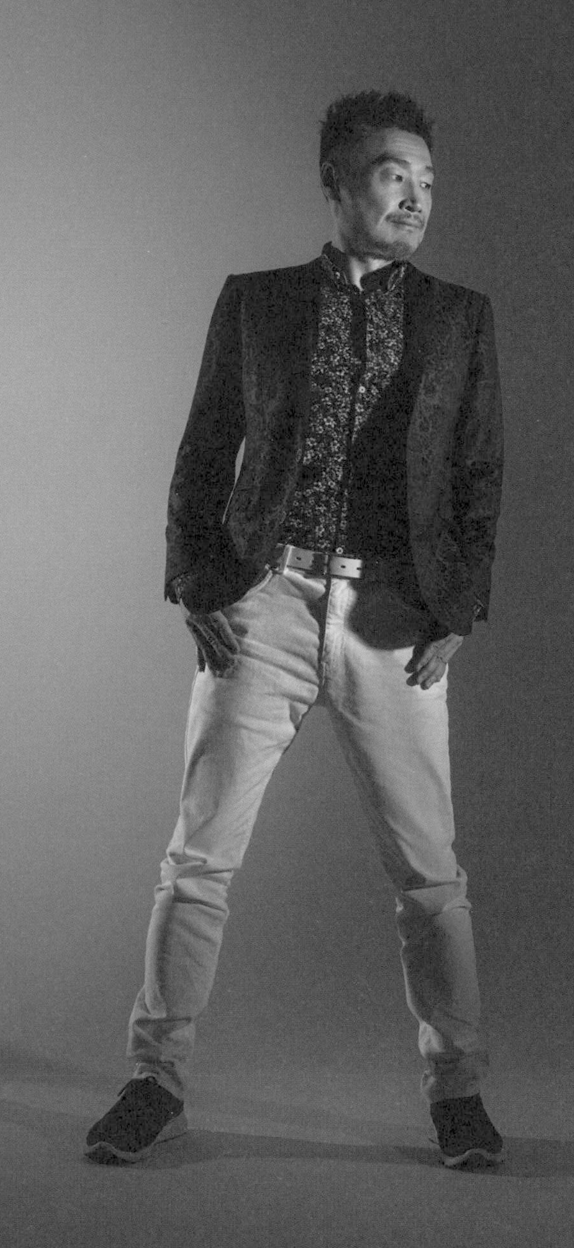

第二章我已經提過，改革，可以從自身做起。逆轉，本來就是一個改革，從生命的不同層面，進行大刀闊斧的改革。所以你會發現，真正的逆轉和改革，當然包含了工作、生涯規劃、人際關係和家庭。我本身也是管理者、企業家和品牌執行長，當然知道逆轉相關事業的市場龐大，上帝也一直讓我掌握這個市場，賜予許多恩典。這一章，我就來談談改革，如何由你做起，以及你還有什麼機會可以逆轉人生。

你逆轉，你改革，你就會擁有更美好的人生！

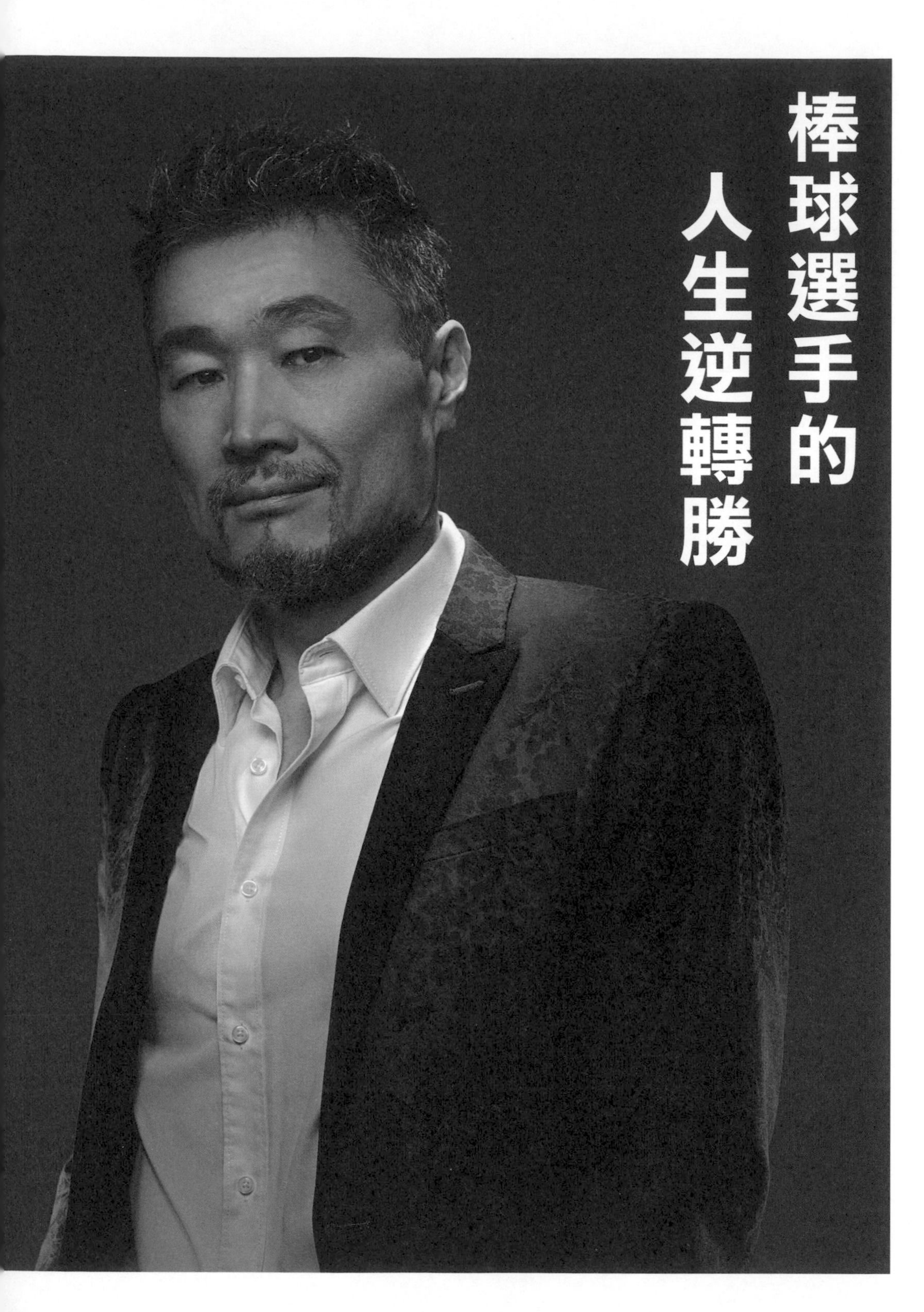
棒球選手的
人生逆轉勝

劉士綱在YouTube上看到我的演講影片，又買了我的著作來讀，後來找上了我，成為我的客戶。當時的他才二十四歲，那麼年輕，雖然有一點點胖，但他人高馬大，也無妨。他非常好奇的來找我諮詢，想知道營養處方，我看他沒慢性病，沒什麼問題，就沒開營養處方給他，只要他先禁食和跑步，但他還是想要營養處方，那好吧，我開營養處方給他，為他進行營養規劃，成為他的營養教練。漸漸的我們一起濫跑，一起禁食，一起吃牛肉，我也會關心他在球隊的狀況。他在新北市的球隊裡，雖然領薪水，但不是職棒選手的那種隊伍。

他在球隊裡不被重用，不是因為他打得不好，而是他的想法和別人不同。他對自我的要求很高，所以自費去西雅圖參加自主訓練，花了二十多萬，接受大聯盟等級的教練，訓練半個月。回國後，球隊教練因此不高興，冰凍了他，不讓他上場。球隊計算薪資的方式是取決於貢獻度，少上場，貢獻度就少。

士綱在球隊裡的月薪是四萬五，但因為隔年上場的機會少，所以表現稍弱，月薪被扣五千。當他鬱悶的聊起這件事，想著該如何賺回這五千時，他提議幫我賣書，但我的書都已經暢銷兩年了，是要怎麼賣？反正，試試看吧。但後來隨著相互的討論激盪後，我把「劉醫師賣肉」的粉絲專頁交給他經營，這個專頁取雙關語的意思，我賣阿根廷烤肉，也賣身體的肌肉，我之前每天在上面很隨意的發文，也有將近一萬粉絲。粉絲專頁也在他的經營下越來越好，他從和粉絲的互動中發現，原來粉絲們想知道我是怎麼生活的，怎麼禁食、澀跑，怎麼吃……加上當時應廣大粉絲要求，成立「鋼鐵醫師（禁食）逆轉概念週邊商品」臉書社團，開始宅配劉P炸藥咖啡和牛肉等逆轉概念週邊商品，我就把牛肉訂單交給他處理。他也認真勤快，早上四點還在回應買家訊息，處理訂單，效率快又積極，買家放心和他訂購，我聽到很多對他的稱讚。

一開始處理訂單時，士綱的爸爸聽到手機不斷傳來網銀轉帳通知的提示音，還以為他是詐騙集團的車手，到後來漸漸了解他是在處理牛肉訂單，這才放心。因為他沒有庫存的壓力，出貨也是由我這裡宅配，所以我沒有給他固定薪水，只有提成。第一個月領到的薪資，是他職業選手薪資的兩倍，第二個月，他領到五倍。現在隨著牛肉訂單的穩定成長，他的收入也跟著成長。士綱爸爸是公務員，工作大半輩子，薪水升到天花板也才八萬多，沒有成長的空間。我只比他的父親大一歲，但我們幾乎每個週末一起吃飯，莫逆之交、情同父子。身為棒球選手，士綱卻沒有跟隊友打球後吃炸雞喝啤酒，反而跟著我禁食濫跑，也紮實服用營養處方，把身體素質弄壯弄好。後來，他自己評估在球隊的發展有限，所以離開球隊，加入我的團隊，他總說：「我跟對了人。」相較之下，以前跟我一起創業的人都失敗了，我也失敗過，可以說他是我第一個創業成功案例。很難想像，在此之前，他完全沒有任何的銷售經驗。

只能說，在對的時間，遇上對的人很重要，他也正好抓穩逆轉相關事業的機會。以前是時間還沒到，現在時間到了，加上他本身的態度正確，所以一切剛剛好。我看年輕人只看三點，依序是：人品、態度和能力。很多人會疑惑，能力不重要嗎？因為能力可以訓練和培養，但人品和態度卻不然。所以當我看見他的人品和態度對了，他提出要對我的粉絲專頁「上下其手」

時，我樂見其成。我本來就沒預設成果，沒想到他居然可以化腐朽為神奇。

他已經從「工作」的綑綁中釋放，提升到「事業」的層級。士綱多次表示，能在二十四歲那年認識我，是他最大的幸運，逢人就分享禁食和逆轉的心得，影響範圍擴大及家族、隊友與朋友圈。某天我送了他一本《聖經》，告訴他，我所有的智慧都來自《聖經》，他回去看了之後，也愛上《聖經》，成為基督徒。上帝祝福我，我也有責任讓我身邊的人知曉真理。

遇到態度正確，願意學習的年輕人，我總是慷慨不藏私的傳授「劉氏逆轉大法」，保證用之不盡取之不絕！不只逆轉慢性病，更要逆轉事業、家庭、人際關係和人生。士綱因為走上逆轉之道，現在除了是逆轉門徒、得意門生外，也是我的得力助手。

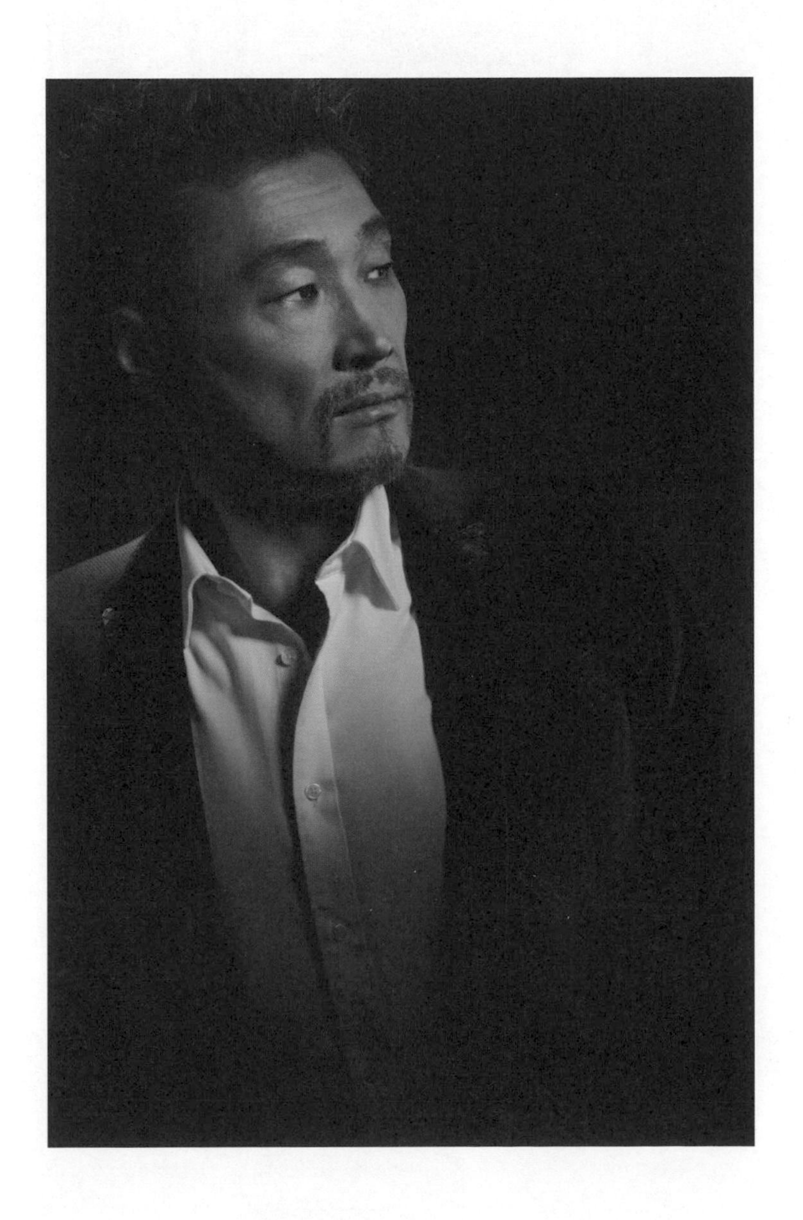

劉P創業培訓班
打造逆轉人生

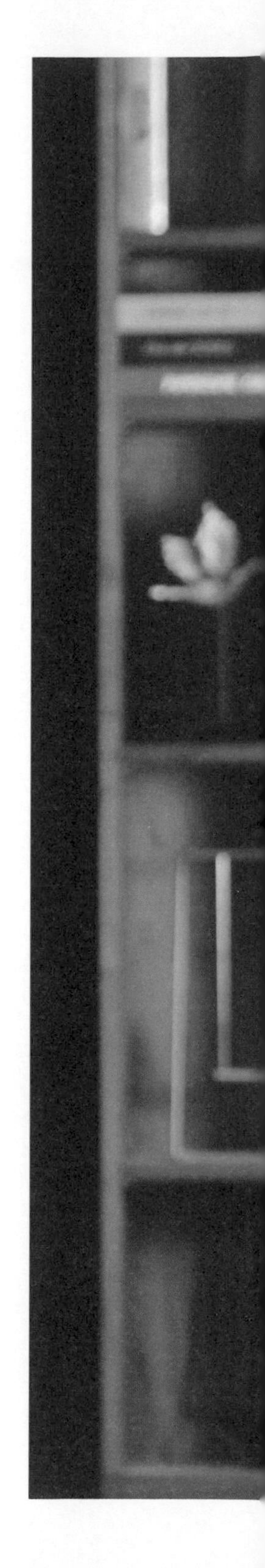

二〇一五年元旦，我開了第一間咖啡店，中間經歷許多挫折，從艱苦的環境中撐了五年，才有第一間加盟店。很多時候，創業就是憑著一口氣，撐到底。當時我所在的教會號召各界菁英十餘位，輔導青年轉型、創業或進修，當時的青年培訓班叫做「WOW」，Window of the World，世界之窗。希望藉由輔導青年們，讓他們漸漸能在各個專業領域中，成為卓越的人才。我們這十餘位「導師」，各有不同課程設計，我選擇青年創業做為課程主題。當時導師們都必須做一個簡報，「行銷」自己的課程，以便導生選課；我的課程報名人數多達十幾位，但是一位導師只有四個導生的名額，總之經過配對安排，終於決定了我成為哪四位同學的導師。當然選不到課的同學，還是可以來旁聽課程。

後來，有幾個學生想和我一起創業，但很矛盾的是，教會讓我開設創業課程，卻不讓我們創業，一切不過是紙上談兵罷了。後來，有幾個學生想和我一起創業，於是，我們共同集資，經過討論後，大家對於開咖啡館的興趣最高，我們開始留意經營不善的咖啡館，洽談後頂下，經營半年後開了四家店。但是，同時營運四家店，必定會遇到創業的難題，當時我也學了不少教訓，這五年來的心路歷程，辛酸血淚，我在《逆轉，由不得你不信！》的第五章已經談得很詳細，在此假設大家已經知道，略過不提。有興趣的讀者，可延伸閱讀。

在這裡，劉P創業培訓班的第一堂課就是教你：學收店。

你一定覺得莫名其妙：「我不是學創業嗎？怎麼還沒創業就學收店？」實話告訴你，因為第一次的創業必定失敗，尤其是在沒有名師點撥和輔導的狀況下。不要怕失敗，重要的是你繳了「學費」，學到了什麼？我這個人很簡單，繳了學費，我一定要學到極致，入寶山怎能空手回？人事、管銷、成本、行銷……這些都是學問，都有大大小小的問題。當資金、啟動金和週轉金都用罄時，無法營運是必然的結局。這些事情我都發生過，特別是人事，餐飲業的流動率是最大的。以人事來說，一家店若要正常營運，少不了廚房、吧檯、內外場、早晚班、正職和兼職員工，更別提這些員工會遇到休假輪班的狀況。搞得整家店員工比客人還多，到了發薪日，每每是極大的煎熬，甚至煩惱付不出薪資。

說到底，大家對於「創業」總有不切實際的浪漫想像。所以當現實來襲，彈盡糧絕，往往難以應變。問題、壓力、誤會和摩擦……接踵而來。當然，教會看到這樣的狀況，就會指責我不應該和導生們一起創業；加上導生們的退股和離開，我後來也離開那間教會。有些人很有趣，「創業」對他來說，只是把資金投入而已，根本沒做其他的事情，不關心不參與店裡的任何事物，美其名是「放手」或「信任」，實際上就是不負責任，只等著賺錢後分紅。試想，一顆種子埋進地裡，但不澆水施肥和栽培，能結實纍纍的果樹嗎？所以，這事業不但無法分紅，甚至還會賠錢。

這樣，你對於「學收店」這件事情有了初步的認知嗎？跟學開店一樣重要，不要以為開店就好，真的不行還是要收，連便利商店都會收起來了，你以為呢？沒創過業的人總以為只有開店，沒有收店。所以我頂讓別人的咖啡店很容易，因為他們等著脫手。開店收店的落差也很大，開店時，裝潢和器具都是新的，價格不斐；但收店時，器具猶如廢鐵，秤重量賣，就算裝潢多麼精緻華美也沒用，因為裝潢沒人會收。我知道收店很痛苦，但該收就是要收。

總之我也學會「收店」，最後只剩松江路的咖啡館。而所有的失敗，我概括承受，從不推諉，所有人都離開，只剩下我。永遠記得二〇一五年七月松江店遭逢火災的那個下午，我望著猶如廢墟的咖啡館，詢問上帝，祂只是沉默。那段日子大家都勸我把店收了，回去當醫生。但我果斷決定仍要堅持下去，沒有時間悲傷，必須重整旗鼓。就算收店不續租，也要將房屋復原，經過詳細思考後，只好再去貸款，重新整修再開一次，因為我也沒更好的選擇和退路。這間咖啡館，讓我慘賠四、五百萬，但也因此，一把火燒出了靈感。

其實我在發生火災之前，就在仁愛店賣阿根廷烤肉了，畢竟咖啡的利潤非常有限，我也吃慣了阿根廷烤肉，自己想吃，所以開始研究新的菜單。當時我請了一位法國主廚，他是最高薪的員工，我覺得阿根廷烤肉和他搭配會是很好的賣點。仁愛店隱身在仁愛圓環附近的巷子裡，店裡有一位麵包師傅，每天將做好的麵包點心送去其他三家分店，而松江店製作的餐點和披薩送到其他三家，這兩間店是當時的中央廚房，各司其職。雖然有了麵包點心的中央廚房，但賣麵包這件事卻不是大家以為的那樣，麵包不是「賣」，而是「報廢」，因為沒賣完的麵包隔天就不能賣了，縱然它還可以吃；就像早上出爐的麵包，擺到下午也沒人想買……這些都是「報廢」的麵包。花了那麼多學費，我學到這些細節。而仁愛店以麵包工作坊為主，所以位置很小，只能接待八位客人。

受限於店面空間，所以烤架只能放在巷子裡面烤，靠著仁愛國中的圍牆，烤肉煙霧的影響會小一些，仍有不少居民抱怨，暫時只能這樣。我開始邀約朋友，品嘗阿根廷烤肉，以開放週末八人預約的方式，創下連續十九週客滿的記錄。就在這十九週內，松江店發生火災。但火災後讓我更加確定，阿根廷烤肉必須持續做下去。因此，我才知道阿根廷烤肉征服多少饕客的胃。

松江店經過三個月重整後再度開張，姊姊進入松江店幫忙，她在店內協助我管理，開始整頓，才發現以往店裡有許多不必要的浪費。例如製冰機，以前整天開著，耗費許多電力，每期收到帳單，常常以為電表壞了，到底為什麼電費這麼貴？姊姊發現店裡根本不會用到那麼大量的冰塊，整天開著製冰機只是浪費，製冰機一天開一個時段製完冰就好，剩下的時間可以關掉……這些大大小小的改變和調整，大幅降低電費，一個月電費壓低到約六千多。也因為是自己的店，會在所有事情上面用心，以前的員工才不管這些，反正這些與他們無關。人事部份也精簡不少，在姊姊的管理之下，也建立了一套營運的模式。一家店的店長很重要，必須要有與店共進退的決心，有了這個核心人物，加上一個全職和一個兼職員工，一家店就可以生存下去了。

所以創業的第一要素不是賺錢，而是生存；氣夠長，才活得下去。我在收購咖啡館的時候，常常看到很多店，裝潢設備什麼都很新，只做了六個月或九個月就收，這些案例往往讓人疑惑，既然咖啡好喝，餐點好吃，服務也不錯，為什麼這麼短的時間就收了呢？這就是思考的盲區！要開咖啡館，這些都只是基本，大家都做得到的事情。咖啡難喝？那開什麼咖啡館！餐點不好吃，就專心賣咖啡，進現成的蛋糕點心。現在你是否恍然大悟，為什麼有些咖啡館不做餐點了吧。回過頭來說，一家店只開六到九個月收起來，就是經營出了問題。一間二十多坪，三十個座位的小店，一個月需要一千個有效客人，光顧兩次以上，這家店才活得下去，勉強收支平衡。

這些客人哪裡來？如何讓他們變成一個月光顧兩次以上的有效客人？這些都是必須學習的經驗。所以創業首要就是活下去，想盡辦法活下去。而且還要把「意外」算進去，就像我遇到火災一樣。雖然我一開始的創業課看起來一敗塗地，教到連學生都離開……但我學到最好的經驗之一就是留在場上，不要退場，至少沒有結束，我看似死了，但其實我沒有死透。幸好姊姊進來協助管理，壓低成本，招呼老客人，雖然這些老客人的消費也無法支撐管銷，但至少我可以放心去做阿根廷烤肉，所以咖啡館的客人和烤肉的客人不一樣。

我在仁愛店門口做了一個阿根廷烤窯，使用靜電機專門處理油煙，和HEPA臭氧過濾空氣系統除臭。我花了不少錢在排煙系統上，煙沒辦法完全沒有味道，我盡力處理，但還是失敗，因為在店裡烤肉這件事情太難了，這次的打擊真的很大，幾乎所有的錢都花下去了，但因為鄰居的抗議，還是沒辦法繼續烤肉。好不容易烤肉有越來越多饕客慕名前來，但我卻不能烤。這不在我的計畫內，因為阿根廷烤肉就是煙燻，當然要現烤現吃。火燒到肉是燒肉，這就不健康了，煙燻才美味，所以煙一定非常大，在阿根廷都是現烤現吃。

現在你知道為什麼鄰居會抱怨了吧，因為煙燻的煙霧太大且難以處理，所以每次鄰居看到我，好像都希望我死掉一樣……我哪做得下去，百般無奈和尋找地點後，轉戰文山農場，留一部份的烤肉招待現烤現吃的饕客，剩下的帶回餐廳留給禮拜五晚上訂位的客人享用。這裡我必須順帶一提，台灣人的觀念很奇怪，牛排一定要烤到全熟？這真是大錯特錯。就像牛肉麵，明明吃到的幾乎都是麵，你到底是吃到幾塊牛肉？還敢說自己都吃牛肉。有些人聽我的演講，要吃牛肉，居然跑去吃牛肉麵，胖了反而還怪我。你吃牛肉麵，吃到的都是澱粉，不要再無知了。所以我說台灣人真的不懂牛肉，被「假」的牛肉騙了也不知道。

當我開始在文山農場烤肉時，全家出動，所有的食材、烤肉器材、餐具和煙燻的龍眼木都從家裡帶去，這麼多東西，真的很麻煩。一開始沒什麼人來，我只能當成家庭烤肉日，女兒還說：「爸爸，都沒有人，那我們還要來嗎？」、「烤肉弄起來好麻煩！」的確，阿根廷烤肉的事前準備功夫挺繁瑣，還要燻烤很久，難怪她們會嫌棄和懷疑。我只告訴女兒：「堅持下去，就會有人來。」雖然她們不相信我，但這也沒辦法，每月一次的烤肉是禮拜日早上，那天不能去教會，但我還是當作自己在事奉上帝。

在文山農場烤了快一年後，女兒說：「現在來客人數要管制了，人太多！」這就是堅持的結果，現在人多到烤得忙不過來，每個月最後一個禮拜日早上，風雨無阻，颱風天照去，反正這個時間我一定在。藉由牛肉，咖啡館的生意開始好起來，經營漸漸步上軌道。現在，我餐廳的事務全部交給姊姊掌理，只有每個禮拜五晚上我會到店裡招待VIP客人。除去因為逆轉而了解咖啡館有牛排餐以外，慕名而來的饕客越來越多，我的生活方式一直都是透明公開的，我如何禁食、濫跑，我吃牛排吃油肉喝紅酒吃到上天堂。

話說回來，最初我的「劉P創業培訓班」只有三個人參與，到現在來的人越來越多，他們都是因為逆轉而使得人生峰迴路轉，認同我的理念，並貫徹到底。逆轉之道就是這樣，當你逆轉後，會更加珍惜失而復得的一切，努力經營維持下去。很多學生會擔心自己沒有經驗，加上創業的眉眉角角那麼多，進而懷疑自己能力。不用擔心，我和我的團隊將從旁輔導，我們會在各店之間輔導和支援，游刃有餘，一定能讓你獨當一面，穩定經營；我的培訓班會仔細教會你，關於我第一波的創業慘敗，不讓自己死透，東山再起的所有心法。不要躲避、害怕失敗，因為這些失敗，能為你奠定之後的逆轉和成功。

躲避及害怕失敗，是魯蛇的表現。所以，我的創業培訓班，要教給你的東西，絕對是不一樣的，例如我前面若是不提「學收店」，你絕對不知道連「收店」都要學吧！我不會把「創業」講得多美好，不會避而不談失敗，所以你一定無法預料我會怎麼教你，而你學到之後，保證終身受用。很多人都想創業，但不會創業，不會做生意；我教你，我要逆轉你，也要讓你擺脫魯蛇思維，擺脫員工思維。

員工思維和老闆思維絕對不同。例如颱風假，員工會慶幸賺到一天休假，店裡發生任何事情都與他無關；老闆會到店裡看看需要什麼？會不會淹水？如果停電，冰箱裡的東西會不會壞？所以你會發現這兩者的思維是對立的，但你想要創業，你就要換成老闆的腦袋。不然你就算當了老闆，還是慘敗。尤其是當你開店後，遇到員工的流動，你更會手足無措，三個月都沒辦法穩定人事，找不到長期穩定員工的狀況層出不窮。就像我的咖啡館，人事汰換早就不知道幾輪了。你要知道這些員工很基層，薪資有限，看到薪水更高的工作，一聲不響就離開的大有人在。所以現在你知道，為什麼很多老闆不願意花太多心力培訓新進員工了吧。而且很多時候，你有心要教，他們不見得想學，他們覺得反正自己只是員工，學那麼多要幹嘛？你為他們著想，對他們好，搞不好他們還嫌棄你做得太多了。所以我也會教你如何識人，如何培訓值得培訓的員工。

同樣的，你來我的劉P創業培訓班，有強烈意願加盟咖啡館，我雖然開放直營和加盟，但我也要看你適不適合，是否真的了解我的企業文化，否則我一直強調吃油肉的好，你卻告訴別人吃澱粉才對，這樣還能經營嗎？也因此，是我挑加盟主，不是有錢就可以。就像統一超商也規定，加盟主必須親自經營、輪班，不是花錢請員工，拿錢出來投資就可以。尤其大夜班，流動率太高了，沒有員工，你要自己輪，可見老闆思維有多重要；就像我姊姊，她沒有領過我的薪水，但咖啡館的所有事情，她說了算！就算她兇，她也是對的，聽她的才會成功。不聽她的，一定慘敗。我常笑說店是她的，不是我的。她這不也是賭上她的所有，有著同生死共進退的老闆思維嗎？她這樣就是事業的逆轉。

逆轉相關事業的藍海！
你「下海」了沒？

我身為逆轉相關事業的品牌創始人和執行長，所以明白逆轉的藍海有多大。前一節講了我的創業故事和劉P創業培訓班，你就能知道為什麼對於逆轉相關事業，我有極大的信心了吧！隨著我陸續開班培訓，參與的人數越來越多，跟我一起濫跑的夥伴、一起享受烤肉的朋友，也紛紛「下海」，更多的人加入逆轉相關事業。從我這裡，他們看見了逆轉相關市場的可能有多大，我目前的品牌有哪些吸引人的獨特之處。

光是以咖啡館來說，不要講全世界，全台灣哪裡吃得到我的牛排，正宗阿根廷烤肉？沒有，還真的沒有。這些都是我刻骨銘心，血淋淋的經驗累積，以及上帝的神來之筆——一把火燒出的靈感。只開咖啡館是不夠的，每個月有多少咖啡館開張，又有多少咖啡館收起來？再者，開了咖啡館，但只賣咖啡，絕對是死路一條，再多會泡咖啡，泡得過那些連鎖咖啡館嗎？泡三五十杯咖啡的利潤，還不如我賣一客阿根廷牛排。你的咖啡館為什麼經營不下去？你缺了什麼？我會教給你。

我在約翰霍普金斯大學攻讀博士學位的時候，第一堂課就學到了「領袖力」，現在新冠肺炎疫情爆發，最需要的就是我們這些公衛博士。要成為領袖，首先要學習「衝突管理」，絕對不是教人避免衝突，搓湯圓了事。正因為衝突，才會成長，才有獲利的可能。這些都是真理，真理會帶出法則，有了法則才能擬訂策略。所以「顧客永遠是對的」這句話在我的創業班中不成立。顧客幾乎都是錯的，是店家挑顧客才對，不賣的最大！你錢多，我就是不賣你，你能怎樣。我遇到很多草包愚昧無知智障低能，來我店裡消費，頤指氣使，以為自己多了不起。拎北就是不做你生意，不鞠躬哈腰，不奴顏媚骨。錢多，你自己留著，你不配吃拎北的牛肉。你以為花錢就可以，那你去其他地方消費。

我從來不吃受氣的餐，我只吃霸氣的餐。

就像最近有人質疑士綱隨便亂發脾氣狂電不明究理、狀況外的組員或粉絲……為了導正視聽，我藉此機會正式頒發士綱「逆轉大學電爆系」的博士學位，並百分百授權，讓他電爆所有無知智障鬼扯的假先知、輸不起和買不起的小確幸魯蛇。這些人只會跟士綱講五四三，時不時就拿無知白目問題去煩他，例如問他：「禁食時要吃什麼？」我的老天鵝！腦子又送修了嗎？居然還會問「禁食」吃什麼？我認真告訴你，餓了吃空氣，渴了喝黑咖啡啦！還有：「我禁食沒排便怎麼辦？」不怎麼辦，你禁食還會排便這才有問題，沒進怎麼會出！以及：「禁食時我肚子左上方為什麼會發出咕嚕的聲音？」一樣，用用腦子好嗎？等你右邊會發出聲音時才要擔心。

我這樣講，魯蛇們爽了沒？還有些人會對士綱「軟土深掘」，他是你們這些魯蛇的小弟嗎？你們這些魯蛇是家裡沒繳電費，欠電？還是智商欠費，沒錢加值？有任何不爽，退群、退粉絲團、退讚的按鈕一直都在；我再說一次！「顧客永遠是對的」以前很流行，現在是狗屁！以上每個字都是鋼鐵醫師親筆簽名寫上，有事找我！不服來戰！拎北等你！好歹打狗看主人，我沒講士綱是狗，我講這句話只是為了突顯你的智障。

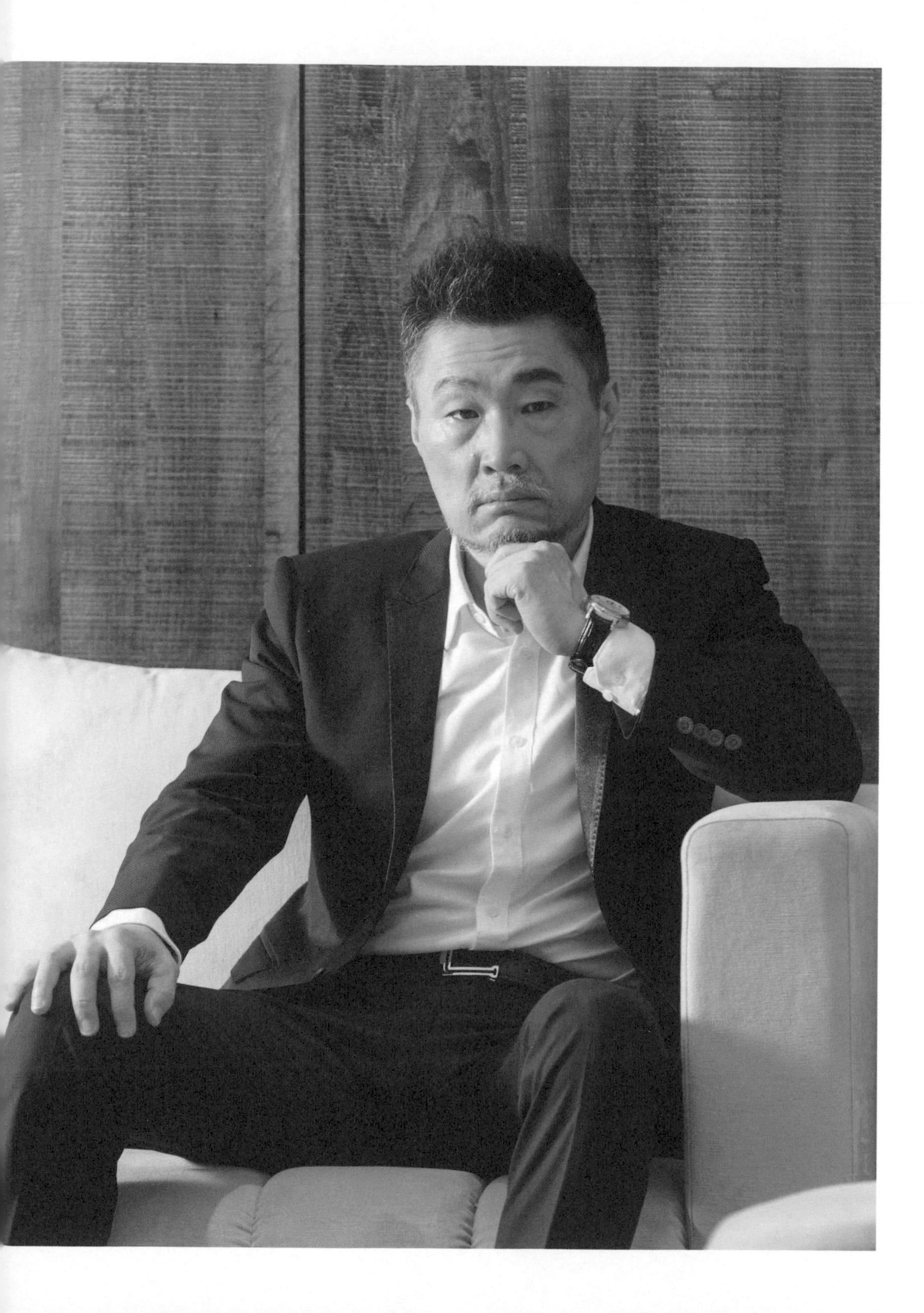

病毒式、無天敵式的創業：沒有天花板只有想不到

越來越多人想和我一樣，我吃什麼，他們也要吃，我喝什麼，他們也要喝。最有趣的是很多粉絲的「復原力」非常強，我隨便貼個生菜沙拉的照片也可以神還原；一開始我還會疑惑，幹嘛用我的照片？結果他們說：「這是我做的啦！」真的假的？我放大照片仔細看，才發現不同之處，是在玩大家來找碴嗎？不過這也開啟了我逆轉相關事業的契機。許多走在逆轉之道上的人，會很好奇，我喝的咖啡和吃的牛肉是什麼？一開始我只是告訴他們喝超商賣的黑咖啡，隨便吃牛肉就好。但，沒想到有很多人堅持要跟我吃一樣的牛肉、喝一樣的咖啡。甚至頻頻詢問，要怎麼買到我喝的咖啡和我

吃的牛肉。既然買不到，那就只能到我的劉P咖啡館吃牛肉、喝咖啡。也因此，我從一間店，開始大規模的拓展加盟店。

劉P炸藥咖啡就是這樣開始的，一開始我叫大家去超商買，但是大家硬要跟我一樣，還說既然我都開咖啡館了，幹嘛不順便賣？好吧，那我就跟大家分享。其實一開始也不叫劉P炸藥咖啡，是因為很多粉絲說禁食四十八小時，喝了我的咖啡還可以跑十幾公里，像吃了炸藥一樣有衝勁和爆發力，這也成為獨一無二的特色，所以變成了「劉P炸藥咖啡」，大家也覺得非常貼切，我就沿用至今。不過也遇到很多來亂的魯蛇，纏著問咖啡的產地、海拔等等的問題。有事嗎？海拔多高跟能讓你跑幾公里有關嗎？還嗆說不敢講產地，我還沒回答，其他喝過的人都直接嗆：「你到底懂不懂？」、「你喝的不是咖啡而是產地。」講產地當然沒問題，所有的產地我都可以跟你講，但有必要嗎？這麼在意就去別家買，哪家咖啡館不是強調產地？你好像很懂，但你其實不懂！我要是不懂，我還開啥咖啡館！拎北不想電智障，可是智障一直要我電他們。還說我不以客為尊，這種客人我才不要。要喝劉P炸藥咖啡的客人很多，真的不缺魯蛇和智障。我禮拜一才和咖啡供應商訂購幾十磅，禮拜四再下訂單時，業務還問：「確定要訂購這麼多嗎？禮拜一才訂購的，沒有重複訂單嗎？貨快出不來了。」只能說生意好，需求就是這麼大。

咖啡館也連帶生意變好，白天下午是咖啡館，晚上成為大啖阿根廷烤肉的VIP會所。這樣的複合式經營，吸引許多加盟主，於是二〇二〇年的元旦，劉P咖啡館211號店在內湖正式開幕。回想這五年，遇到太多挫折和辛苦了，終於苦盡甘來。而開放加盟的劉P咖啡館，走的也是逆轉的概念，很多人一時之間搞不清楚狀況，只是被朋友邀請招待而來，所以也發生這樣的事情：某天，有個朋友帶一群客人到咖啡館吃牛肉；其中一位客人很驚訝，他問：「你叫人家不要吃，那你還開餐廳？」我只笑笑回答：「這就是我大賺的秘訣。」對方聽得一頭霧水，不懂我在說什麼。也是，他沒有逆轉的概念，當然不知道。但其實這個概念很簡單：禁不食，食不禁；吃對時間，吃對東西。

而且，隨著越來越多人到內湖的劉P咖啡館喝咖啡吃牛肉，第一個月已經收支平衡。這間店我原本預計前三年會虧損，畢竟開店的前兩年都是虧損，已屬常態。我不會只講好的不講壞的，不會畫大餅告訴對方這有多好多好……但我會一路陪伴，給予支援，當我把所有最壞的狀況都詳細說明後，加盟主還是願意加盟。沒想到成果出人意表，這不就像逆轉一樣嗎？從此之後，彷彿一個開關被打開了，品牌和通路建立後，越來越多人問我能不能開放加盟？對於無法去劉P咖啡館，但又想要享受美食的客人來說，宅配牛肉和咖啡是他們的期盼。好吧，大家的需求我都聽到了，逆轉相關事業的機會我也看到了。粉絲經濟和宅經濟的效應，不容小覷。

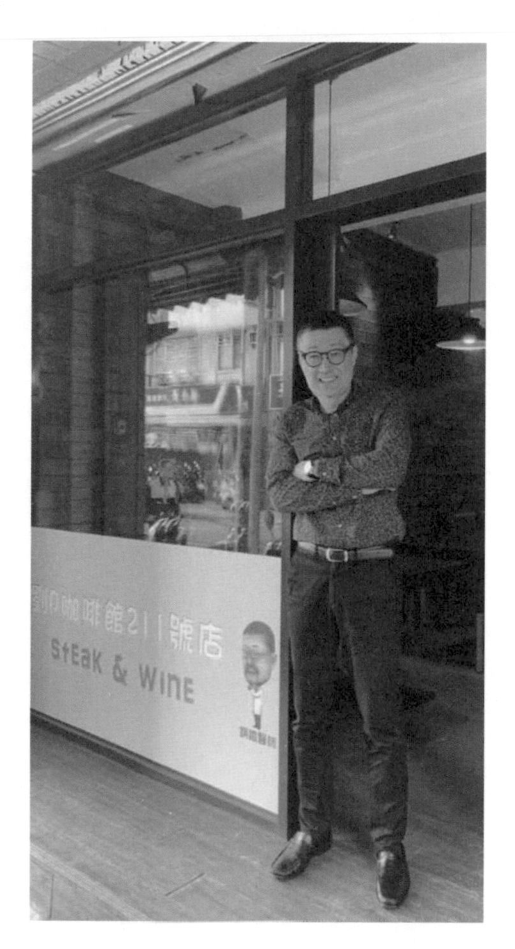

▲ 二〇二〇年元旦，第一家以鋼鐵醫師逆轉真理理念創立的加盟店，「劉 P 咖啡館 211 號店」在眾多鋼鐵粉的期盼下誕生。

當我開始開放牛肉宅配的時候，其實不乏一次就訂購一百公斤的客戶。因為買一百公斤，送十五公斤，這些客戶很厲害，知道怎麼買最划算，我們也可以等候客戶通知，分批宅配，不會有冰箱放不下的困擾。除了牛肉，還有前面提到的劉P炸藥咖啡，也隨著不同的需求拓展，例如我常說的牛肉配紅酒，令人上天堂的組合，也會在粉絲的期待中，推出嚴選紅酒。

你會問，說了那麼多，我的牛肉有多好吃？我自賣自誇嗎？我就拿林思彤的例子來說吧，常常看我貼牛排，吃牛肉的照片，她吃過那麼多的牛排，還真想知道我的牛排是怎麼一回事。某天她終於來參加我們每月一次的烤肉趴，當她吃下第一口牛肉後，我從她臉上看到一個大寫的「服」字，當時她嘆了口氣，只對我說了兩個字：「懂了！」吃完整塊牛排後，她心滿意足的說：「感謝上帝！感謝劉P，這是我這輩子吃過最好吃的牛肉！我媽生日禮物就決定是劉P牛排了！」

接下來她問我這麼好吃的牛肉，到底怎麼做的。我所選的牛肉，除了特選級以外，厚度還必須四公分以上，還要用最好的粗鹽，搭配一定比例的水，調成鹽水，幫牛肉做SPA，進行調味，同時消毒殺菌。一定要用粗鹽，才能鎖住牛肉的鮮美，用一般的鹽就死鹹了。再用龍眼木，花三個小時以上慢慢燻烤上色，不能直火，必須用燻烤的方式，還要顧好火候，翻動牛排……其實忙了五、六個小時，可以生產出的牛肉真的很有限，所以林思彤說：「嫌牛排貴的人真的不懂，這麼費工費時，成本太高了。」加上我又是真空無菌包裝，牛排放在冷凍庫半個月沒問題，大大便利了饕客。林思彤說：「這麼棒的牛排，拿去招待客人也很有面子！」她說對了，很多客人都拿劉P牛排去招待貴賓。

你還在吃厚度只有一、兩公分的牛排嗎？在阿根廷，三公分以下的都叫做肉片，所以那些「牛肉片」真的不要笑死人，不到四公分，好意思說自己賣牛排？連林思彤這麼挑嘴挑剔的女作家，都心服口服，吃一口牛排後只說了兩個字，那你要不要試試看劉P牛排？保證刷新你對牛排的定義。

同樣的，原本我只是做來自己穿的吸濕排汗機能運動衣，居然也有一堆人搶著要買，他們說：「口號很嗆，但是大快人心！」、「想放棄時看到口號，我有動力繼續堅持。」、「我就想和劉醫師一樣！」好吧，可以激勵大家持續濫跑也值得。其實我最想開的是健身中心，但在尋找地點的過程中，總沒有符合條件的店面，沒想到反而是適合咖啡館加盟店的地點先找到。也好，經營咖啡店五年，我已經累積珍貴的經驗，有了一套經營心法；而且感謝姊姊，她營運咖啡館一把罩。近期連我太太也辭掉將近二十年的工作，專心協助我的事業。

餐飲業是很需要人手的，除了店長、核心員工和SOP很重要以外，支援和輔導的人手也很重要。協助輔導完一間店，轉戰下一間店，我姊姊就是餐飲輔導部隊最強勁的領導者。而且我的阿根廷烤肉也有部隊，一座又一座的肉塔，都靠他們製作成美味的牛排。近期還延伸發展劉P拌麵，實在是我始料未及的業務拓展。故事的起源為某個幫藝人製作品牌拌麵的廠商經理，正是我逆轉成功的客戶，也常常到劉P咖啡館品嘗美食，他最喜歡牛油燉飯，總說我的牛油要是可以拿來拌麵，絕對又是熱銷美食，堪稱拌麵界的勞斯萊斯。試想，豬油拌麵就已令人垂涎三尺，更何況我做阿根廷烤肉所流下的牛油，絕對讓人上癮！

依照他們公司每天要生產二十四萬包拌麵的數量……我要去哪裡生出那麼多牛油？不過，在這也可從中看見遍地都是逆轉相關事業的機會，沒有你不能做，只有你想不到。連士綱都說：「逆轉相關事業，還沒看見天花板！」就像館長賣雞排，我賣牛排，質感和價值，想必有智慧能分辨的大家，都知道差異在哪裡。更別提他自己開健身中心，還不是沒有腹肌，連最簡單的減脂增肌都沒做到，還大談健身之道？這也是我想開健身中心的原因之一。

像最近很紅的L開頭的連鎖咖啡館，簽約加盟後只供應咖啡豆，剩下的點心餐點都由加盟主自行決定要和哪些廠商進貨。但我的品牌很特別，咖啡館供應咖啡和牛肉。中央廚房會將牛肉送到咖啡廳，客人點餐後只需要烤箱稍作加熱即可，因此廚房設備要花的錢不多，不用煩惱排煙和處理油煙的系統，營業登記也簡易許多。不像我當時在仁愛店那麼艱辛，現場烤肉的煙霧很難搞定，花了那麼多錢買了設備，還是做不起來。

上帝很奇妙，祂所要給你的成就往往都是意想不到的美好，只有堅持到最後的人才會慶幸當初的決定是對的。我逆轉了自己的事業，也逆轉了別人的事業。漸漸的我帶出了徒弟，有了創業第二代，團隊的基底越來越穩固厚實。每一家店都是我的實體通路，還有遠從國外來的客人，傳播力和速度越來越快。而且咖啡館也可以提供場地租賃，不是只有賣咖啡而已。例如松江店，附近很多旅行社都租用場地舉辦行前說明會，餐點和咖啡也均由店裡準備。這整套如同「病毒式」的創業模式，目前還有「境外輸出」案例，美國加州、洛杉磯、香港、新加坡和馬來西亞等地，都有加盟主正在洽談加盟事宜……以後可能到處飛呢！好吧！奉上帝的差遣，祂的安排我都順服。

話說回來，你知道那些連鎖咖啡館的加盟金要多少錢嗎？當你好不容易拿出三百萬加盟金，卻不易回本，要花很久的時間營收才能打平；做得要死要活，就算店看起來天天客滿，卻還是賺不回加盟金。換做是我的加盟金，你很快就能回收，就算店裡沒有客滿，還是會賺。兩者之間的差異你能明白嗎？很多客人只點了一杯咖啡，卻坐上一整天；但來我的咖啡館吃牛肉，吃完就離開；姑且不說咖啡的利潤比不上牛肉的利潤，光我的翻桌率就高出了不知道多少倍。更何況，逆轉概念的週邊商品完全沒有競爭對手，就拿我的牛肉來說，誰做得出來？根本沒有競爭對手，這就是「無天敵式」的創業。

隨著咖啡館的加盟主越來越多，工作機會也越來越多。對於有意願的加盟主和投資者，我和我的團隊都有詳細的規劃，妥善運用有限的資金創業，並且獲利。或許有人會說，資金不多要怎麼辦？事實上就算是小額的資金，只要運用得當，依然可以穩定獲利；如同槓桿原理，不需要太大的支點，但只要放對地方，就可以撐起地球。

革命和改革不是憑空而來，不是傻傻往前衝就好，要有強大殷實的後勤支援，和同生共死的前鋒。就像個人事業的改革一樣，我可以給你老闆思維、後勤支援、可以輔導創業、店面評估和專業培訓，讓你的事業逆轉。如同醫療改革，也絕對不單只是醫界閉門改革那麼簡單，也需要學界、商界和企業界的支持與贊助。喊口號誰都會，但組織和地方的運作更重要。現在你明白了吧，逆轉是全面性的，不只是逆轉健康，更是逆轉家庭和事業。加盟咖啡館和健身房只是其中的一小部份，魯蛇只想小確幸，但贏家已經抓住了機會。

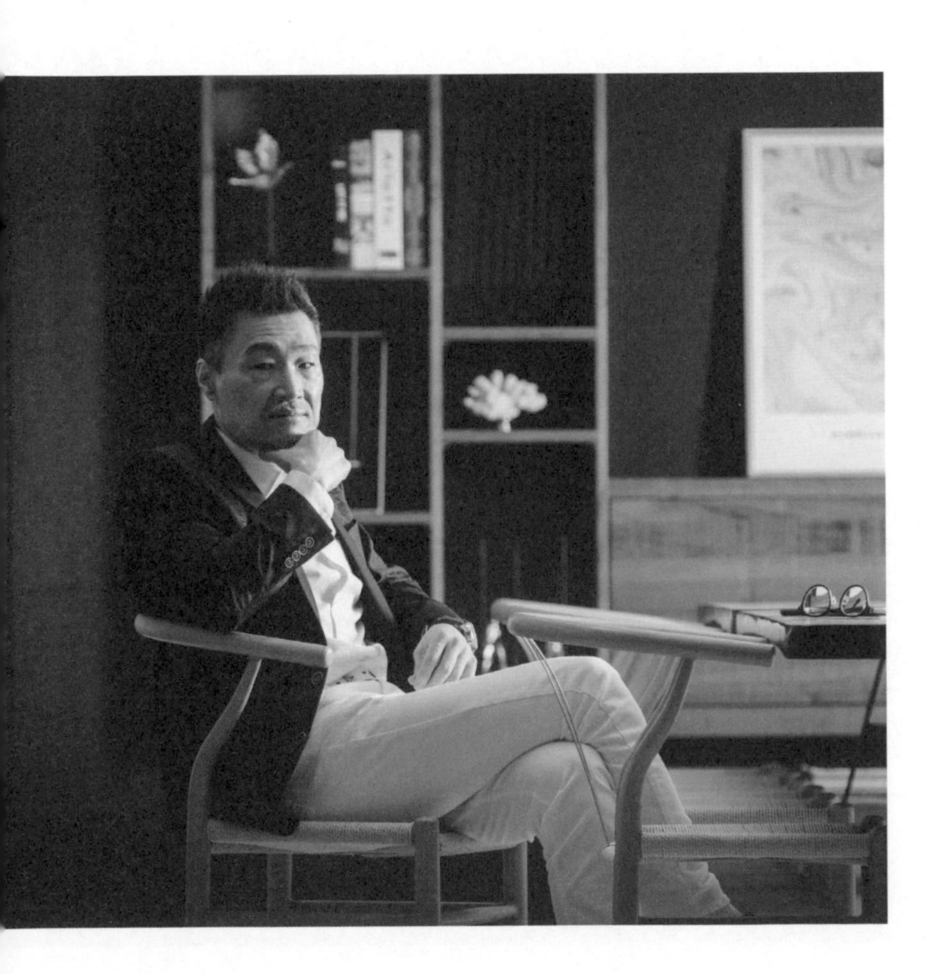

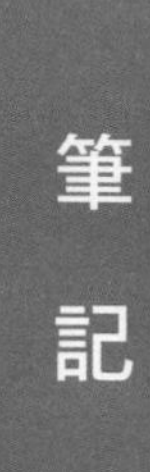
筆記

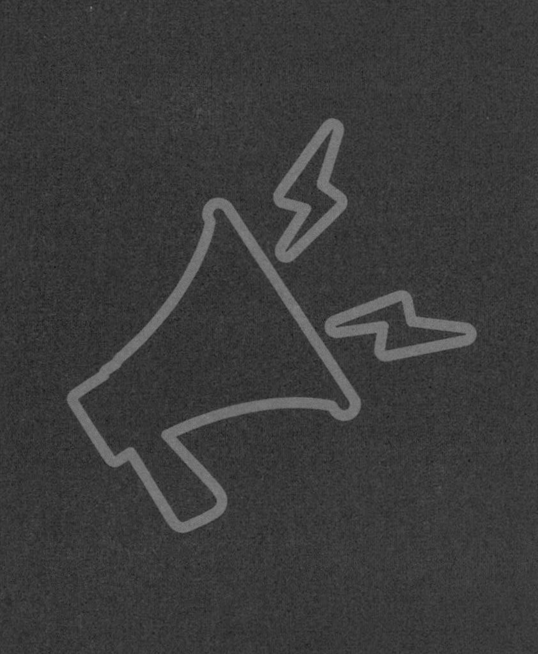

【渠成文化】Pretty life 010

逆轉 —— 由不得你不聽！

作　　者　劉乂鳴
圖書策劃　匠心文創
發 行 人　陳錦德
出版總監　柯延婷
執行主編　林思彤
編審校對　蔡青容
封面攝影　Zakary Belamy
內頁攝影　黑王攝影
內頁梳化　林宥彤造型工作室
特別感謝　攝影場地提供　合登上豪
封面協力　L.MIU Design
內頁編排　邱惠儀
E-mail　cxwc0801@gmail.com
網　　址　https://www.facebook.com/CXWC0801
總 代 理　旭昇圖書有限公司
地　　址　新北市中和區中山路二段 352 號 2 樓
電　　話　02-2245-1480（代表號）
印　　製　鴻霖印刷傳媒股份有限公司
定　　價　新台幣 450 元
初版一刷　2020 年 10 月

ISBN 978-986-98565-8-4

國家圖書館出版品預行編目（CIP）資料

逆轉：由不得你不聽！ / 劉乂鳴 著. -- 初版. -- 臺北市：匠心文化創意行銷, 2020.10
　面；　公分. -- (Pretty life ; 010)
ISBN 978-986-98565-8-4（平裝）

1.醫學 2.醫療服務

410　　109015314